Decision Making for Minimally Invasive Spine Surgery

脊柱外科微创手术必读

法西姆·A·桑德胡
〔美〕 让·马克·沃亚齐斯　主　编
理查德·费斯勒

刘　林　李世民
董立平　叶伟胜　主　译

天津出版传媒集团

天津科技翻译出版有限公司

著作权合同登记号：图字：02-2012-111

图书在版编目（CIP）数据

脊柱外科微创手术必读/(美)桑德胡 (Sandhu, F.A.)，(美)沃亚齐斯(Voyadzis, J.M.)，(美)费斯勒 (Fessler, R.G.)主编；刘林等译. —天津：天津科技翻译出版有限公司，2013.5

书名原文：Decision Making for Minimally Invasive Spine Surgery

ISBN 978-7-5433-3227-0

Ⅰ.①脊…　Ⅱ.①桑…　②沃…　③费…　④刘…　Ⅲ.①脊柱病—显微外科学—外科手术　Ⅳ.①R681.5

中国版本图书馆 CIP 数据核字(2013)第 079784 号

授权单位：Thieme Medical Publishers, Inc.

出　　版：天津科技翻译出版有限公司

出 版 人：刘 庆

地　　址：天津市南开区白堤路 244 号

邮政编码：300192

电　　话：022-87894896

传　　真：022-87895650

网　　址：www.tsttpc.com

印　　刷：天津市蓟县宏图印务有限公司

发　　行：全国新华书店

版本记录：787×1092　16 开本　13 印张　100 千字
　　　　　2013 年 5 月第 1 版　2013 年 5 月第 1 次印刷
　　　　　定价：58.00 元

（如发现印装问题，可与出版社调换）

译者名单

主　译　刘　林　李世民　董立平　叶伟胜

译　者（按姓氏笔画排序）
　　　　王　弢　叶伟胜　刘　林　刘　越
　　　　李世民　李鑫鑫　孟华鹏　钟杰林
　　　　董立平　谢敏坤　魏学磊

编 者 名 单

Frank L. Acosta Jr., MD
Director of Spine Deformity
Department of Neurosurgery
Cedars-Sinai Medical Center
Los Angeles, California

Amjad N. Anaizi, MD
Resident
Department of Neurosurgery
Georgetown University Hospital
Washington, DC

Etevaldo Coutinho, MD
Instituto de Patologia da Coluna
Sao Paulo, Brazil

Richard G. Fessler, MD, PhD
Professor
Department of Neurosurgery
Northwestern University Feinberg
  School of Medicine
Chicago, Illinois

Vishal C. Gala, MD, MPH
Atlanta Brain and Spine Care
Atlanta, Georgia

Peter C. Gerszten, MD, MPH, FACS
Associate Professor
Department of Neurological Surgery
  and Radiation Oncology
University of Pittsburgh Medical Center
Pittsburgh, Pennsylvania

Regis W. Haid Jr., MD
Medical Director
Piedmont Spine Center
Piedmont Hospital
Director
Neuroscience Service Line
Piedmont Healthcare System
Atlanta, Georgia

Robert E. Isaacs, MD
Director of Spine Surgery
Division of Neurosurgery
Duke University School of Medicine
Durham, North Carolina

Isaac O. Karikari, MD
Resident
Division of Neurosurgery
Duke University School of Medicine
Durham, North Carolina

Larry T. Khoo, MD
Director of Neurological and Spine
  Surgery
The Spine Clinic of Los Angeles
Los Angeles, California

John C. Liu, MD
Associate Professor of Neurosurgery
Department of Neurosurgery
Northwestern University Feinberg
  School of Medicine
Chicago, Illinois

David J. Moller, MD
Assistant Professor
Department of Neurological Surgery
University of California–Davis
Davis, California

Edward A. Monaco III, MD, PhD
Resident
Department of Neurological Surgery
University of Pittsburgh Medical Center
Pittsburgh, Pennsylvania

Pierce D. Nunley, MD
Clinical Associate Professor
Chief of Spine Service
Department of Orthopaedic Surgery
Louisiana State University Health
    Sciences Center
Shreveport, Louisiana

Eric K. Oermann, BS
Department of Neurosurgery
Georgetown University Hospital
Washington, DC

Leonardo Oliveira, MD
Instituto de Patologia da Coluna
Sao Paulo, Brazil

John O'Toole, MD
Assistant Professor
Department of Neurosurgery
Rush University Medical Center
Chicago, Illinois

Luiz H. M. Pimenta, MD, PhD
Associate Professor
University of California–San Diego
San Diego, California
Founder and Director
Instituto de Patologia Coluna
Sao Paulo, Brazil

Eric A. Potts, MD
Assistant Professor
Department of Neurological Surgery
Indiana University School of Medicine
Goodman Campbell Brain and Spine
Indianapolis, Indiana

Faheem A. Sandhu, MD, PhD
Associate Professor
Director of Spine Surgery
Department of Neurosurgery
Georgetown University Hospital
Washington, DC

Amanda Muhs Saratsis, MD
Resident
Department of Neurosurgery
Georgetown University Hospital
Washington, DC

Zachary A. Smith, MD
Fellow in Spine Surgery
The Spine Clinic of Los Angeles
Los Angeles, California

Sathish J. Subbaiah, MD
Assistant Professor
Department of Neurosurgery
Mount Sinai School of Medicine
New York, New York

**Rikin A. Trivedi, MRCP (UK),
    FRCS(SN), PhD**
Consultant Neurosurgeon
Addenbrooke's Hospital
Cambridge, United Kingdom

Jean-Marc Voyadzis, MD
Assistant Professor
Department of Neurosurgery
Georgetown University Hospital
Washington, DC

Michael Y. Wang, MD, FACS
Associate Professor
Departments of Neurological Surgery
    and Rehabilitation Medicine
University of Miami Miller School of
    Medicine
Miami, Florida

中文版前言

随着技术的成熟和器械的发展与更新，骨科微创手术的治疗效果已日益达到与传统开放手术完全相同的水平。它不仅能治愈骨科手术患者的疾病，而且与传统开放性手术相比，微创手术患者遭受的损伤更轻微，术后并发症更少，恢复时间和治疗花费也都明显降低。因此，目前骨科微创手术在国内外均受到广大患者和骨科医生的普遍欢迎。特别值得一提的是，脊柱外科微创手术是骨科疾病损伤微创手术开展最早的领域，如今其技术和器械均更臻完善，已成为骨科医生临床必须熟练掌握和使用的技术。

有鉴于此，我们将美国 Thieme 医学出版公司最新出版的《脊柱外科微创手术必读》(*Decision Making for Minimally Invasive Spine Surgery*)一书翻译出来，供骨科脊柱外科医生临床开展微创手术参考。该书在美国脊柱外科微创手术多年临床经验的基础上，对这一手术应用的疾病、适应证、术前准备、手术操作方法、术中注意事项、术后处理，以及与传统开放手术治疗比较的讨论，均进行了言简意赅的介绍，确不失为我国开展脊柱外科微创手术的良好借鉴。

刘　林　李世民　董立平　叶伟胜
2013 年 1 月

序 言

脊柱外科学起源于中世纪早期。第二次世界大战以后,抗生素的应用、影像学技术的进步、诊断方法的改进和外科护理的发展使脊柱外科学产生了重大的进步。在过去的 5~10 年间,由于对脊柱解剖的进一步了解,高级的放射学成像技术和脊柱器械的发展使今日脊柱疾病的治疗成为可能。《脊柱外科微创手术必读》一书是这一发展的继续, 本书通过各个章节详尽叙述了为什么要选择微创脊柱手术和如何进行这种手术,作者均为微创脊柱外科不同领域的权威专家。

微创技术可能不适于全部的脊柱外科医生,但也不尽然,从一定意义上讲,微创技术对当今的脊柱外科医生是有吸引力的,特别是对一些特殊专业如脊柱矫形的医生而言更是如此。然而不利的是微创脊柱外科手术的学习曲线要长于传统脊柱手术,另外还有一些尚未确定的因素不利于该学科的发展。例如,所有文献一致认为微创手术与传统手术的并发症一样高,椎体融合率略低。住院时间和恢复工作或日常生活的时间确实较传统的手术短,但是其代价是放射暴露时间长。问题是节省的时间是否可以抵消微创手术可能带来的并发症? 而哪种观点是正确的,又适用于哪种疾病呢?

本书的作者正是要回答这些问题,就本人来看他们已成功做出了解答。他们以其权威性的论述集中评价了这些问题,并明确说明了哪一种式式是患者的最佳选择。依据该书的撰写格式,每一章都在开始部分给出了一种特定的疾病,其后帮助读者选择微创脊柱手术方式。该书详尽描述了影像学的指导作用和脊柱器械的内容。有经验的神经外科医生、骨科医生和脊柱外科医生如要选择微创手术,本书可以作为一个很好的参考,对于住院医生和脊柱外科的进修医生,如果希望就此专业进行深入学习,掌握新技术,本书也是有价值的指导。

对已经掌握开放手术,特别是进行脊柱畸形矫正的医生,本人特别推荐目前正在发展的微创技术。本书必会对这一技术的推广带来裨益。

约翰·科斯秋克(John P. Kostuik, MD)

约翰霍普金斯大学骨科和神经外科,终身教授

巴尔的摩,马里兰州

K2M 公司主席和医疗部主任

利斯堡,弗吉尼亚

(叶伟胜 译 李世民 校)

前　言

　　多年以来，患者和医生希望减小手术创伤的共同愿望一直没能引起重视。现代技术的进步给脊柱外科领域带来了福音，为满足这一愿望带来了可能。随着一体化的手术牵开系统的完成，骨生物学的深入发展，内镜的技术改进，影像荧光显示技术和无支架型导航仪器的应用，这些技术进步使脊柱外科医生能够使用微创技术进行椎间盘切除、脊髓减压、小关节融合乃至脊柱矫形手术。大量文献报道了应用这一技术的安全性和有效性超出预想，事实上可以证明这种术式可以给患者带来极大益处。当然，与传统的术式相比，其优点包括组织切除少，降低出血和术后恢复快，而缺点是缺少临床优势，这使外科医生对于选择学习这一新技术是否有价值感到犹豫不决，而且与他们现行的有良好疗效的技术相比，可能会更困难，手术时间会更长。微创技术所提供的优势仅针对部分脊柱临床疾患，当然不是对所有疾病而言。也就是说，要想确定什么时候和为什么选择微创技术，仅仅参加学术会议、参加学习班和读杂志上的文章是不够的。

　　这本书的主要目的是为年资浅或有经验的脊柱外科医生分析现代微创脊柱外科技术与传统方法相比较的优势和局限性，从而指导对已确诊的病患选择治疗技术做出决策。我们撰写此书的目的是去除那些关于微创脊柱外科技术的不实之词，提供一个具体而合理的理由来选择微创手术入路而非传统方法。例如对每一位患者应用管状牵开系统微创实施间盘切除术的标准与开放手术的间盘切除术完全一致。然而，将管状牵开系统应用于多发并发症的肥胖患者时有许多优势，对超外侧腰间盘切除也有很多优点。为了鼓励脊柱外科医生学习和操作微创技术，本书在每一章的开始都配有一张手术计划流程图，针对颈椎、胸椎和腰椎的不同疾病，以便于总结和帮助医生决策采用何种手术入路。

　　手术中最大限度地保护脊柱的正常解剖，同时确定深层病灶所在是微创脊柱外科手术的突出特点。医生减少对脊髓周围结构的干扰的意识要比应用管状牵开系统和内镜的技术能力更加重要。从长远观点来看，在适宜的环境下采用恰当的入路和安全有效的操作方式是成功完成微创手术的策略。我们希望本书为读者在复杂的决策过程中提供灵感，鼓励应用微创脊柱技术，无论什么时候或在任何地方都会产生丰硕的成果。

法西姆·A·桑德胡

让·马克·沃亚齐斯

理查德·费斯勒

（叶伟胜　译　李世民　校）

致 谢

我们向所有拥有耐心和勇气,通过不断的创新和实践,努力提高患者治疗水平的脊柱外科医师表示敬意。

(叶伟胜 译 李世民 校)

目 录

第一篇
颈 椎

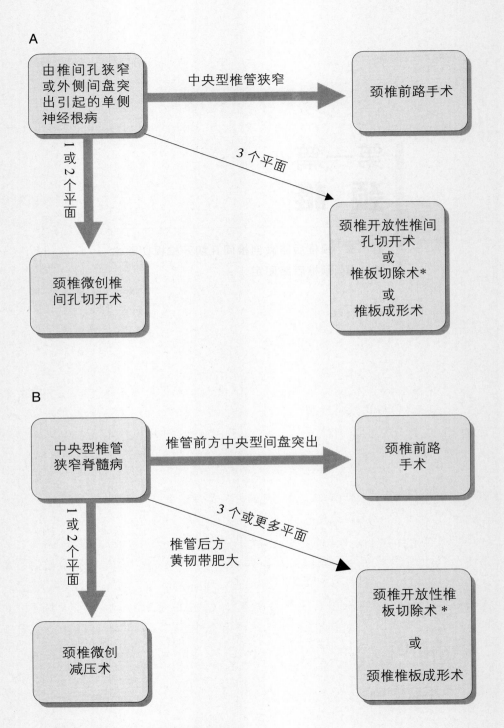

A

由椎间孔狭窄或外侧间盘突出引起的单侧神经根病 → 中央型椎管狭窄 → 颈椎前路手术

1 或 2 个平面 → 颈椎微创椎间孔切开术

3 个平面 → 颈椎开放性椎间孔切开术 或 椎板切除术* 或 椎板成形术

B

中央型椎管狭窄脊髓病 → 椎管前方中央型间盘突出 → 颈椎前路手术

1 或 2 个平面 → 颈椎微创减压术

椎管后方黄韧带肥大

3 个或更多平面 → 颈椎开放性椎板切除术* 或 颈椎椎板成形术

* 如果有颈椎后凸,行椎板融合术。

第 1 章
颈椎后路微创椎间孔切开椎板切除术

John O'Toole, Jean-Marc Voyadzis, Vishal C. Gala

颈椎后路减压手术是脊柱外科医师手术治疗症状性退变性颈椎病的重要组成部分[1-4]。虽然近几年颈椎前路手术占主导地位,但颈椎后路椎板椎间孔切开术被证实在椎间孔狭窄或椎间盘突出脊神经根病患者中症状缓解率达 92%~97%[3,5]。同样,颈椎管狭窄后路减压应用于进行过椎板切除术或椎板成形术的脊髓病患者,有 62.5%~83%神经系统症状改善[4,6-8]。而且,这些手术避免了在颈椎前路手术时的并发症,特别是食管损伤、喉返神经麻痹、吞咽困难和椎体融合后相邻运动节段退行性改变加快(所谓的相邻椎体病)[9-11]。

颈椎开放性后方入路,需要进行椎旁肌肉广泛的骨膜下剥离,术后往往引起明显疼痛、肌肉痉挛和功能障碍,可使 18%~60%的患者长期丧失劳动能力[4,9,12,13]。而且,术前有颈椎前凸消失的患者,行长椎段减压,术后出现矢状面畸形的危险加大[14-17],所以是椎板切除时器械性关节固定术的典型适应证。使用标准的大范围融合技术将增加手术时间,加大手术危险,使失血增多,加重术后早期疼痛,还可能诱发相邻椎骨段疾病。

微创进入手术的基本宗旨是减少相关的并发症。为此,出现了肌肉劈开的管形牵开器装置及其相伴随的器械,结合内镜工艺技术的改进,为使用微创技术进行颈椎后路减压手术创造了条件[13,18]。颈椎微内镜椎间孔切开术或椎间盘切除术(cervical microendoscopic foraminotomy/diskectomy,CMEF/D)最先在尸体模型上被描述,其后证明其具有与传统开放手术相同的临床疗效。基于颈椎管狭窄微内镜减压术(cervical microendoscopic decompression of stenosis,CMEDS)技术的更加熟练,该项技术已经被应用到腰椎管狭窄的病例[19]。CMEDS 手术由于保留了大量颈椎的正常韧带解剖结构,所以降低了椎板切除术后脊柱后凸,以及椎板切除术后覆盖膜形成困难出现的危险。

一、术前评价

影像学和电生理学表现相一致的单侧脊神经根症状最适合进行 CMEF/D,但要根据病理学检查做决定。图 1.1A 显示偏向一侧的软性间盘突出,于术前 MRI 检查未发现引起脊髓受压。但是，图 1.1B 显示除神经根受压外，间盘还引起脊髓轻度受压。显然，前者适合 CMED，而后者行前路减压手术会更安全有效。无论病理学上的压迫是软性间盘还是硬性骨赘，对考虑进行 CMEF/D 的病例，都必须是单侧且无明显中央性椎管狭窄。对于存在正常颈椎前凸的轻度椎管狭窄病例，可考虑采用 CMEDS 和传统的开放性椎板切除术或椎板成形术。

二、手术方法

通常选用全身气管内麻醉方法。动脉导管、Foley 导管和唤醒电位的使用可自

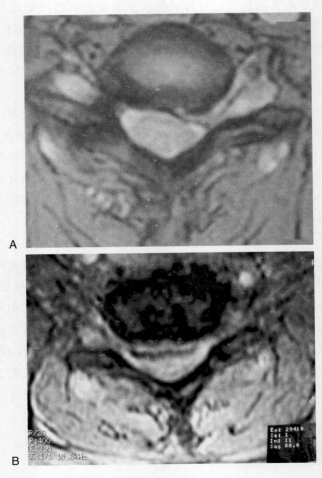

图 1.1 经轴位 T2 加权颈椎 MRI 扫描显示：(A)左外侧突出间盘，引起外侧硬膜囊消失和发出神经根压迫，最适合行 CMEF/D 手术。(B)一个确定在中央部位引起脊髓和神经根压迫的间盘或骨赘，最好用前路减压。

行决定。虽然,我们小组至今没有遇到过空气栓塞,但是可于心前区用Doppler监测,而微创手术属于小暴露手术,空气栓塞的危险性很小。然后,将手术台转动180°与麻醉工作区域相对。把患者头部放在 Mayfield 三点固定位置,而后逐渐弯折手术台,形成 Trendelenburg 位,它使患者呈半坐体位,头屈曲而不旋转,颈椎长轴与地面垂直(图 1.2A~C)。把 Mayfield 的头部固定器与手术台安装的横杆固定,患者的双臂于大腿或胸合拢,这取决于其体型。患者双腿、双手、双臂仔细加垫,以免体位性神经损伤。荧光屏内镜监视器放在靠近患者头的手术对侧,这样使站在患者后面的手术医师从舒适的高度通过管形牵开器手术时,可直接查看荧光屏内镜监视器。荧光屏的 C-臂底座放在手术进路的同侧。因为 C-臂和手术台的特殊设计,C-臂可在患者前面上下调整,而是否需要拍摄前后位(AP)影像需在手术过程中确定。注意确保患者颈部体位安全,为颈静脉血流充分回流和气道通畅提供条件。

另一种方法是,当使用手术显微镜时,一般让患者取俯卧位,手术医师更加舒适。最好把头固定在心脏平面之上,以减少静脉压力。这种体位可通过台中点转折钮弯折手术台实现,把头放于"协和式飞机"位,与胸相对,颈平行于地面。

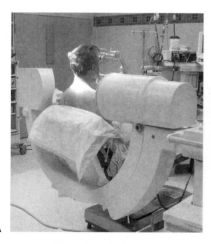

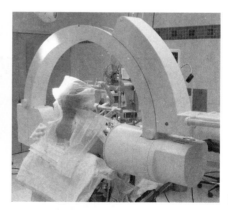

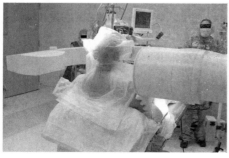

图 1.2 颈椎管狭窄颈椎微内镜椎间孔切开术/椎间盘切除术或颈椎微内镜减压术中,Mayfield 头部固定患者手术的固定体位,与术中荧光屏 C-臂的不同位置:(A)在患者下方,(B)在患者上方,(C)在患者的前面。

在手术铺盖无菌巾之前,试查荧光屏最初的影像,证实显影充分,设计手术开始进入点。少数情况下,即使改变肩顶部的体位,也不能看见手术平面,此时很可能应放弃手术。然后,颈部后方剃毛、擦洗、消毒、准备,常规无菌覆盖。黏性内衬铺单或黏性抗菌巾,例如 Ioban(3M Health Care,St.Paul,MN)常用于手术过程中保持铺单的方位和位置。吸引器管道、烧灼术导管、内镜光源和照相机线缆一般被覆盖在手术野的上部侧方,紧贴铺单固定。只要拿一枚克氏针或斯氏针(Steimann pin)放在患者颈部外侧,即可在外侧荧光屏检查下,再一次证实手术的平面。在手术侧距中线 1.5cm 处,划出 18mm 纵向切口线,采用局部麻醉方法注射药物。对于两个平面手术,手术切口应放在两个手术平面的中间。双侧手术,可用中线皮肤切口,每侧皮肤牵开,便于该侧手术单独扩张。最初在刺开一个小切口后,在荧光屏的引导下将克氏针慢慢推进穿过肌肉,到达手术平面上外侧块的内下缘时剪断克氏针(图1.3A)。确定和触碰骨不穿透椎板间隙很重要,此处间隙的外侧黄韧带变薄,不能阻止对抗硬膜和脊髓的医源性损伤。此时,在克氏针进入点,从头至尾做一长 1cm 切口,其后把克氏针取出。在腰椎的肌肉扩张过程中,对于颈椎使用轴向压力有很大危险。因此,可用电刀或剪刀切开颈筋膜,长度与手术皮肤切口相等,以便在安全和可控情况下进行肌肉扩张。在荧光屏检查下,重新插入克氏针,然后放置管形肌肉扩张器(图 1.3B~D)。另外一种方法是在颈筋膜切开后,可以不再插入克氏针,而是用首枚扩张器比较钝的一端置入。扩张完成后,于扩张器上面,最后放入一 16mm

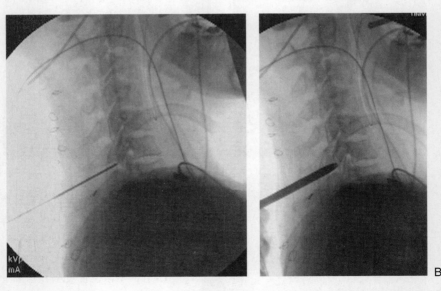

图 1.3 术中外侧荧光屏影像显示出肌肉扩张的步骤。(A)于手术椎板关节突关节面环椎间孔的峡部剪短克氏针(本例 C6–7)。(B)将两个肌肉扩张器连续插入。(待续)

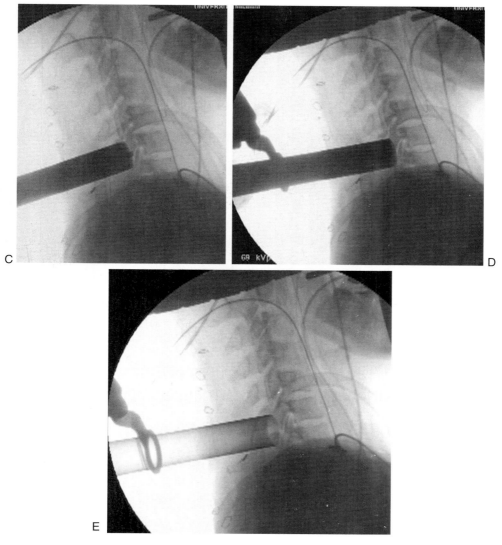

图 1.3(续)　(C)最大的肌肉扩张器已放置完成。术中外侧荧光屏影像显示出肌肉扩张的步骤。(D)把一个 18mm 管形牵开器放在扩张器上。(E)牵开器被固定到要求的位置,然后取出扩张器。

或 18mm 的管形 METRx 牵开器(Medtronic Sofamor Danek,Memphis,TN),并将其固定到椎板关节突关节面上的位置,与手术台安装的牵开器臂连接,然后取出扩张器(图 1.3E)。将一个成 25°角的眼镜式杆状内镜固定到照相机,白色对照,插入之前用抗雾溶液处理,通过一圆柱形塑料摩擦连接器的管相连接(图 1.4A,B)。

电刀和垂体钳可用来清除椎骨外侧块和椎板尚存的软组织(图 1.5A)。用一个小的向上成角的刮匙,从椎板下缘的下面轻轻剥离黄韧带,使用带小踏板的

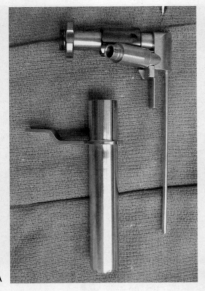
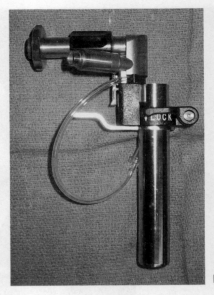

图 1.4 (A)METRx 管形牵开器(Medtronic Sofamor Danek, Memphis, TN)与固定 25°的杆式眼镜牵开器。(B)把内镜插进管,并将管安装在圆柱形塑料摩擦连接器的位置上。

Kerrison 钳, 开始椎板切开术。到此,CMEF/D 和 CMEDS 各自开始不同的手术程序。下面我们先叙述 CMEF/D 的手术方法,再讲 CMEDS 的手术方法。

1. 颈椎微内镜间盘切除术/椎间孔切开术

其后的手术步骤与开放性手术基本相同。根据关节突关节面肥大的程序而定,可使用 Kerrison 钳完成椎板切开术的大部和椎间孔切开术的早期, 而在切骨过程中可能一开始就需要钻(图 1.5B)。应用细小锐利的钻头和可调节的防护套,大大地有利于钻在重要的神经结构附近的操作(图 1.6A,B)。在椎板切开术后,确定硬膜外侧缘和神经根近端部分,然后向中央部切除黄韧带。在内侧关节突关节面切除术后椎间孔里的神经根可部分通过,然后进行头侧骨性切除。要保持生物力学的完整性,关节突关节面至少要保留 50%[20]。这一骨切除数量,足以暴露椎间孔里的神经根。目测神经根完好,可用一细小成角的剥离器触碰神经根的前方间隙是骨赘还是间盘碎片。如果出现骨赘,可用一把向下成角的刮匙把骨赘刮除进而填入前方间盘间隙里,或使其成为碎片以便切除。对软性间盘突出的病例,可从前神经根下方通过一神经钩,轻轻将碎片拨离开神经,然后用垂体咬骨钳切除。在这两种情况下,在下椎弓根的上内象限多做一些切骨,可避免神经根被过度牵拉。用双极电灼、骨蜡,或选择一种市售的手术止血药物来止血。在神经根上面可放置甲泼尼龙浸湿的小

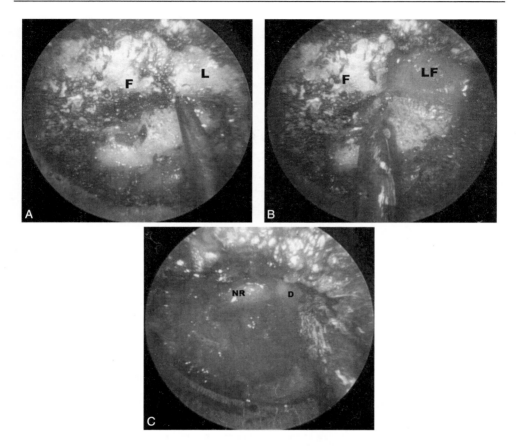

图 1.5　颈椎左侧微内镜椎间孔切开术(CMEF)，术中的内镜照片。所有照片中，头侧为上部，内侧为右侧。(A)最初在椎板关节突关节面峡部尾缘之下，向上插入一细小刮匙显露椎板(L)连接内侧(右侧)关节突关节面(F)的外侧缘。(B)在最初的椎板切开术后，可见黄韧带(LF)与相邻的关节突关节面(F)。(C)在椎间孔切开后，显露出硬膜的外侧缘和椎间孔近端减压的脊神经根(NR)。

棉片，以减少术后炎症。

2. 颈椎管狭窄微内镜减压术

在同侧椎板切除术完成后，黄韧带保留于原位置，以保护硬膜。然后，将管形牵开器调整至与中线成 45°角，以便内镜观察对侧。以细小刮匙轻轻剥离棘突下表面底下的韧带下平面。接着，用伸出防护套的钻(图 1.6A，B)逐步切除棘突的骨性下表面和对侧椎板直至对侧关节突关节面。这样初步的减压，创造了一个较大的间隙，在此间隙内，可使硬膜和脊髓顺利通过免受向下的压迫，从而安全地切除肥厚的韧带。然后，可用刮匙和 Kerrison 咬骨钳进行韧带的剥离和切除。这时，对于对侧关节突关

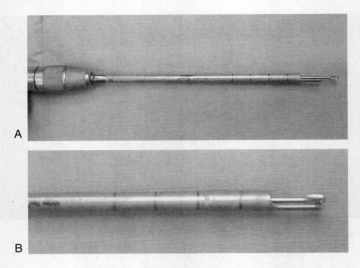

图 1.6　配有 TDQ 钻头的内镜钻(Midas Rex, Fort Worth, TX)。(A)防护套伸出。(B)防护套缩回。

节面或尾侧椎板上缘的任何一种压迫因素，可以钻除或用 Kerrison 咬骨钳切除，因为韧带切除后其对硬膜的压迫会更严重。用一枚细探针慢慢地进一步确定减压已到对侧椎间孔。然后，把管形牵开器放回到它最初的位置，完成同侧韧带和骨的切除。如果硬膜囊出现搏动，则表明已达到彻底减压(图 1.7)。若有指征，此时也可做如前所述的同侧椎间孔切开术。手术野用抗菌溶液冲洗，以双电极灼烙、骨蜡和止血药物

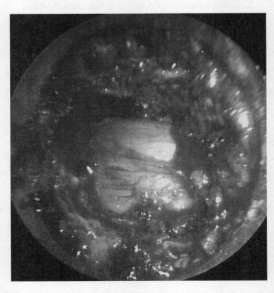

图 1.7　颈椎管狭窄症微内镜减压术右侧径路过程中的内镜照片。在切除压迫骨和韧带之后的这张图像中，可见彻底减压的硬膜。头侧为右方，外侧为下方。

进行止血。图 1.8A,B 显示 C4-5 单平面椎管狭窄,采用 CMEDS 的典型病例。术后 CT 可见典型的骨减压范围(图 1.8C)。

三、讨论

颈椎间孔切开术的手术适应证是：由于颈椎间盘外侧突出或椎间孔狭窄引起的神经根病(图 1.1),颈椎前路间盘切除术和融合术后的顽固性或复发性神经根症状,以及前路手术相对禁忌证(颈部前方感染、气管造口术、放疗史和过去颈部重大肿瘤手术史)患者的颈椎间盘疾病[13]。CMEF/D 禁忌证包括：无神经症状的单纯性轴向颈痛,颈椎明显不稳,症状性颈椎间盘突出症,颈椎前方受压过大[例如弥漫性颈椎后方后纵韧带骨化(OPLL)],或可能导致后路减压无效的颈椎后凸畸形,可能致患者的颈椎脊柱不稳。

任何一个有上述适应证的患者,都可以选择单平面微创椎间孔切开术。患者坐位采用手术眼镜,或较传统的俯卧位采用手术显微镜,使用 Mayfield 固定器,利用内镜进行如前所述的手术。患者取坐位进行手术并不困难,即使对那些不常在这种

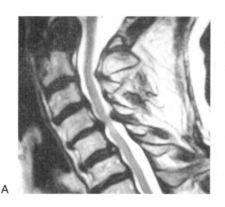

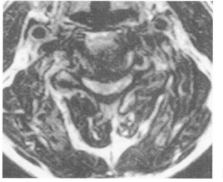

图 1.8　一位 80 岁男性患者,由于颈椎管狭窄患有慢性脊髓病,进行 C4-5 椎管狭窄症右侧径路微内镜减压术(MEDS)。(A)矢状面 T2 加权 MRI 显示 C4-5 局灶性脊椎椎管狭窄,有脊髓信号改变。(B)经轴位 T2 加权 MRI 出现 C4-5 严重局灶性压迫。(C)术后轴面计算机体层影像(CT)显示,达到脊髓充分减压所需的一般骨切除范围。注意保留的背侧棘突,对侧椎板和关节面。此外,注意手术侧棘突旁软组织的轻微挤压(于手术侧椎管切开术部位可见术后气体)。

体位下做手术的手术医师也一样。术者站立，通过位于胸平面的操作管道使用器械，边观察监控器，边进行相关手术，这需要一个短期学习过程。患者坐位手术有许多好处，由于减少静脉出血从而改善操作管道内的视野，以及因为患者肩的重力作用，使下位颈椎或颈胸椎间孔切开术 X 线片更易观察[9,13]。对于皮肤至关节突关节面距离短小（通常少于 4cm），也就是很瘦的患者，开放性椎间孔切开术是合理选择。这些患者管性扩张可能有困难，因为肌肉蠕变减小妨碍扩张。

采用单切口的双平面 CMEF/D，可顺利进行操作管道的头尾侧成角操作，手术时间并不明显增加。三平面 CMEF/D 通常需要皮肤和筋膜切口延长，以及再次肌肉扩张，会延长手术时间和增加并发症发生率，特别是当患者取坐位时。倘若手术医师不是常规这样进行手术，我们建议采用有或无融合的开放性多平面椎间孔切开术、椎板切除术或是平面疾病的椎板成形术。

关于 CMEF/D 的可行性尸体研究表明，与传统开放性手术相比较，能够达到相同的骨切除和神经根减压作用[21,22]。临床应用 CMEF/D 的报告显示，治疗效果也与传统开放性手术相同（症状缓解率达 87%~97%），但出血、留院时间和术后疼痛药物使用均明显减少。

最近，我们团队回顾了一组 30 位患者在应用批准的成果性器械进行 CMEF/D 之后的临床结果（数据未公布）。在这些患者当中，平均视觉类似物标准（VAS）评分减少，头痛由 2.0 减少到 0.6，颈痛由 5.0 减少到 2.1，臂痛由 4.8 减少至 1.9。颈功能丧失平均指数评分改善，由 37.7 减少至 20.8，平均简表 36（Short Fom-36）显示身体疼痛与身体功能以及身体的辅助作用呈现统计学上明显改善。手术平均失血 80mL，平均留院 10 小时。如果结合目前文献中的资料，可证实 CMEF/D 是一种治疗单纯性颈椎神经根病的安全、有效和微创的门诊手术。

CMEDS 的适应证是患有脊髓病或脊髓神经根病患者的中央型脊椎椎管狭窄症（如黄韧带或关节突关节面增生肥大）。神经系统症状可能与 X 线片所见的改变有关。颈椎脊髓的微创手术减压，可能在技术上导致严重的并发症。我们认为，CMEDS 仅限经常做颈椎微创手术的有经验的脊柱外科医师进行。像 CMEF/D 一样，可在坐位或俯卧位进行手术，取决于怎样方便外科医师的操作。理想的手术适应证是因为一或两个平面黄韧带肥厚出现脊髓背侧明显压迫的患者。三个或更多平面的椎管狭窄症，最好使用有或没有融合或椎板成形术的开放性减压术治疗，因为与其相应的微创手术相比，开放性手术成熟精练，从而使手术过程更顺利和快捷。

多平面椎板切除术和椎板成形术微创手术的可行性，最初也是在尸体模型上进行实验[24,25]。独立研究两种手术，都显示椎管横截面积扩大 43%[16,24,25]。不过，颈椎椎管狭窄后路微创减压的临床应用不如 CMEF/D 那样广泛。颈椎微创椎板成形术被报道在 4 例患者中技术上可行且安全，术后 Nurick 评级平均改善 1.25 点[24]。作者研究微创椎板成形术发现,椎板撬起和骨移植固定存在技术困难。

Yabuki 和 Kikuchi[26]发表了运用内镜 METRx 系统(Medtronic Sofamor Danek, Memphis, TN)进行颈椎脊椎性脊髓病手术的一组 10 位患者的结果。采用双侧扩张椎板切开,解除脊髓背侧骨和韧带压迫,他们治疗了两个平面的椎管狭窄,报道平均手术时间 164 分钟,平均失血 45mL,术后 1 天平均颈后 VAS 评分 2.8,而术后 3 天为 0.8[26]。虽然没有提供对照组,但作者感到术后颈痛与开放性手术相比明显减轻。患者平均随访 15 个月,日本骨科学会评分平均改善 2.5 个点。作者报道无并发症、术后颈椎不稳和需要再手术的病例[26]。

为了在径路对侧保留骨和表浅韧带,限定为单纯的肌肉扩张,我们小组提倡单侧径路进行 CMEDS 手术, 正如本章所介绍的那样。Fessler 及其同事曾报道过 5 例,在一、二或三个平面上进行 CMEDS 手术的病例[16]。所有患者显示脊髓病改善,从而恢复工作,唯一的并发症是一位患者被无意切开硬膜,自愈闭合。

颈椎后路减压手术的一般并发症发生率约为 20%~90%, 以感染和脑脊液(CSF)漏最为常见。至今,我们的病例组没有一例感染,硬膜无意切开率由最初的 8% 已降至最近的 1% 左右。硬膜切开要通过一个狭窄管道直接缝合修补是很困难的。因此,一种用于处理硬膜小缺损的方法是用肌肉、脂肪、明胶海绵(Pfizer, New York, NY)或硬膜代用品,即纤维素胶或合成性密封胶单纯覆盖。应用这种方法,通常卧床一夜足以使缺损硬膜闭合。对于不能一期关闭的较大的硬膜撕裂,需腰椎脑脊液(CSF)引流 2~3 天,即可止住脑脊液漏。幸好微创手术切口小,术后死腔比较少,因此术后假性脑脊膜膨出和脑脊液皮肤漏管的发生率极少。

可能发生的并发症包括:在一个紧固的神经孔内操作致神经根损伤,或在扩张和减压过程中脊髓直接机械性损伤。由于对关节突关节面外侧的意外扩张,或在椎间孔外侧不断地过度剥离过程中,引起椎动脉周围静脉丛的深暗色静脉出血,从而可以早期发现和避免椎动脉的损伤。一般用明胶海绵或其他止血药物填塞,即可控制静脉出血。如前所述,尽管采用半坐位,但至今未出现气栓问题。迟发性并发症,如疾病复发或术后颈椎不稳,到目前为止在我们手术的患者中还未出现。

四、结论

后路 CMEF/D 和 CMEDS 手术具有几个优点:减少失血,住院时间明显缩短,术后疼痛和肌肉痉挛减轻, 保留了节段运动,降低了颈椎医源性矢状面畸形的危险,而达到的疗效却与开放性颈椎手术相同[9]。这些针对颈椎退变性疾病的微创手术在安全有效减压的同时,又使近期和远期手术并发症减少,引起了人们的注意。脊柱外科医师应考虑对颈椎多平面疾病行开放性手术, 因为与微创手术相比其更容易和快捷。但随着越来越多的手术医师掌握微内镜手术技术,微内镜手术应用也会越来越普及。

(李世民 译　刘林 校)

参考文献

1. Aldrich F. Posterolateral microdisectomy for cervical monoradiculopathy caused by posterolateral soft cervical disc sequestration. J Neurosurg 1990;72:370–377

2. Crandall PH, Batzdorf U. Cervical spondylotic myelopathy. J Neurosurg 1966;25:57–66

3. Henderson CM, Hennessy RG, Shuey HM Jr, Shackelford EG. Posterior-lateral foraminotomy as an exclusive operative technique for cervical radiculopathy: a review of 846 consecutively operated cases. Neurosurgery 1983;13:504–512

4. Ratliff JK, Cooper PR. Cervical laminoplasty: a critical review. J Neurosurg 2003;98(3, Suppl): 230–238

5. Khoo LT, Perez-Cruet MJ, Laich DT, Fessler RG. Posterior cervical microendoscopic foraminotomy. In: Perez-Cruet MJ, Fessler RG, eds. Outpatient Spinal Surgery. St. Louis, MO: Quality Medical Publishing; 2006:71–93

6. Kumar VG, Rea GL, Mervis LJ, McGregor JM. Cervical spondylotic myelopathy: functional and radiographic long-term outcome after laminectomy and posterior fusion. Neurosurgery 1999; 44:771–777

7. Wang MY, Green BA. Laminoplasty for the treatment of failed anterior cervical spine surgery. Neurosurg Focus 2003;15:E7

8. Wang MY, Shah S, Green BA. Clinical outcomes following cervical laminoplasty for 204 patients with cervical spondylotic myelopathy. Surg Neurol 2004;62:487–492

9. Fessler RG, Khoo LT. Minimally invasive cervical microendoscopic foraminotomy: an initial clinical experience. Neurosurgery 2002;51(5, Suppl):S37–S45

10. Hilibrand AS, Robbins M. Adjacent segment degeneration and adjacent segment disease: the consequences of spinal fusion? Spine J 2004;4(6, Suppl):190S–194S

11. Ishihara H, Kanamori M, Kawaguchi Y, Nakamura H, Kimura T. Adjacent segment disease after anterior cervical interbody fusion. Spine J 2004;4:624–628

12. Hosono N, Yonenobu K, Ono K. Neck and shoulder pain after laminoplasty: a noticeable complication. Spine (Phila Pa 1976) 1996;21:1969–1973

13. Siddiqui A, Yonemura KS. Posterior cervical microendoscopic diskectomy and laminoforaminotomy. In: Kim DH, Fessler RG, Regan JJ, eds. Endoscopic Spine Surgery and Instrumentation: Percutaneous Procedures. New York: Thieme; 2005:66–73

14. Albert TJ, Vacarro A. Postlaminectomy kyphosis. Spine (Phila Pa 1976) 1998;23:2738–2745

15. Kaptain GJ, Simmons NE, Replogle RE, Pobereskin L. Incidence and outcome of kyphotic deformity following laminectomy for cervical spondylotic myelopathy. J Neurosurg 2000;93(2, Suppl):199–204

16. Perez-Cruet MJ, Samartzis D, Fessler RG. Microendoscopic cervical laminectomy. In: Perez-Cruet MJ, Khoo LT, Fessler RG, eds. An Anatomic Approach to Minimally Invasive Spine Surgery. St. Louis, MO: Quality Medical Publishing; 2006:16–11–16–17.

17. Yonenobu K, Okada K, Fuji T, Fujiwara K, Yamashita K, Ono K. Causes of neurologic deterioration following surgical treatment of cervical myelopathy. Spine (Phila Pa 1976) 1986;11:818–823

18. Khoo LT, Bresnahan L, Fessler RG. Cervical endoscopic foraminotomy. In: Fessler RG, Sekhar L, eds. Atlas of Neurosurgical Techniques: Spine and Peripheral Nerves. Vol 1. New York: Thieme; 2006:785–792

19. Khoo LT, Fessler RG. Microendoscopic decompressive laminotomy for the treatment of lumbar stenosis. Neurosurgery 2002;51(5, Suppl):S146–S154

20. Raynor RB, Pugh J, Shapiro I. Cervical facetectomy and its effect on spine strength. J Neurosurg 1985;63:278–282

21. Burke TG, Caputy A. Microendoscopic posterior cervical foraminotomy: a cadaveric model and clinical application for cervical radiculopathy. J Neurosurg 2000;93(1, Suppl):126–129

22. Roh SW, Kim DH, Cardoso AC, Fessler RG. Endoscopic foraminotomy using MED system in cadaveric specimens. Spine (Phila Pa 1976) 2000;25:260–264

23. Adamson TE. Microendoscopic posterior cervical laminoforaminotomy for unilateral radiculopathy: results of a new technique in 100 cases. J Neurosurg 2001;95(1, Suppl):51–57

24. Perez-Cruet MJ, Wang MY, Samartzis D. Microendoscopic cervical laminectomy and laminoplasty. In: Kim DH, Fessler RG, Regan JJ, eds. Endoscopic Spine Surgery and Instrumentation: Percutaneous Procedures. New York: Thieme; 2005:74–87

25. Wang MY, Green BA, Coscarella E, Baskaya MK, Levi AD, Guest JD. Minimally invasive cervical expansile laminoplasty: an initial cadaveric study. Neurosurgery 2003;52:370–373

26. Yabuki S, Kikuchi S. Endoscopic partial laminectomy for cervical myelopathy. J Neurosurg Spine 2005;2:170–174

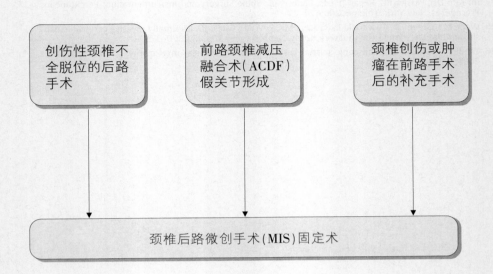

創傷性頸椎不全脱位的後路手術

前路頸椎減壓融合術(ACDF)假關節形成

頸椎創傷或腫瘤在前路手術後的補充手術

頸椎後路微創手術(MIS)固定術

- 體型不良
- 頸椎後凸
- 低位頸椎疾病,熒光屏直視觀察不全
- 微創手術操作不熟練
- 微創手術操作具有難度

開放手術

第2章
颈椎后路固定

Rikin A. Trivedi，Michael Y. Wang

由于数字荧光屏检查、引导成像装置和手术内镜检查技术的进展，改进了术中肉眼检查的效果，因此目前可通过一些较小的手术切口进行范围很广的手术。这些手术方法使局部组织损伤小，失血少，整体并发症减少。因为在颈椎传统后路开放性手术中，肌肉必须进行广泛的骨膜下剥离和牵开，所以这些手术可伴发术中失血增多和术后疼痛时间延长。而这些情况可通过微创手术(MIS)得到改善。

颈椎后路开放性手术所需切开和骨膜下肌肉、韧带剥离程度远远超过手术和减压需要暴露的范围。虽然这些因素推动了更多微创手术方法的发展，但是这些手术方法还需要符合以前制定的手术标准。第一，微创手术必须具有相等或更高的安全性。第二，治疗效果要达到开放性手术标准。第三，手术必须容易被普通公众接受。第四，手术花费可行，不需要巨大资金设备或经费投入。

许多报道已经认为有几种脊柱微创手术早已达到这些标准。显微镜颈椎后路椎间孔切开术长期以来就是通过椎间孔揭盖和间盘/骨赘切除治疗神经根病的有效手术[1-4]，但是由于术后颈痛和肌肉痉挛往往影响了该手术的成功。微内镜椎板椎间孔切开术(microendoscopic laminoforaminotomy，MELF)通过较小切口就能进行相同的减压手术，并且在所安放的导针与荧光屏帮助指引下，通过应用一系列管性扩张器性牵开器，很少出现肌肉韧带破裂性疼痛[5-15]。

目前市面上可用的几种不同管性牵开器装置，有通用性而且还比较便宜，这些装置已成为脊柱微创手术的保障。利用术中影像、无框架引导、电生理指引和显微镜或内镜相结合，可直接接近骨骼，劈开而不是切断整个肌肉纤维。采用管性扩张器装置造成的这条通往椎板-关节突关节面部位的通道容易改道，以便使通道中心在颈椎侧块上。

微创手术在尸体试验中获得了一些成功，在人的经关节螺钉或 C1 侧块/C2 对应部分行寰枢关节螺纹杆结构固定也取得成功。这种固定方法也用于治疗由于齿状突原因引起的 C1-2 不稳定(图 2.1)。曾有报告 C1-2 椎间关节有早期融合，而且于 3 个月时被报道患者无症状[16]。在尸体上对 C1-2 进行经椎间关节固定，不使用管性扩张装置，不过仍用经皮器具的影像指引[17]。但仍在研究阶段，尚无临床使用报道。其原因可能与必须减小经关节螺钉固定C1-2 的旋转不稳定性和所达到的骨融合不满意有关。另外,也可能由于担心指定的狭小通道的安全性。

颈椎轴突下侧块螺钉结构被成功地用于颈椎后路融合和固定。根据患者的体型,通过单纯的正中切口,应用 16~22mm 操作通道能很容易进入三个相邻的侧块。通过一个正中径路的人类工程学螺钉通道,结合该手术的安全可靠性和良好的周围融合环境,使其成为临床可行性手术。到目前为止,有一些手术小组已经成功地应用这种管性通道于轴突下脊柱进行螺钉–钢板和螺纹–杆固定,获得了临床和 X

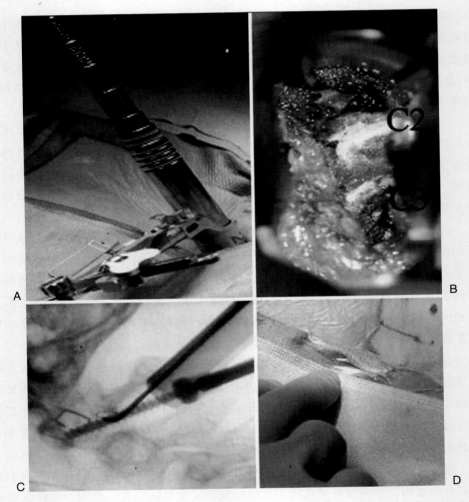

图 2.1　应用管性扩张装置进行 C1–2 螺纹–杆固定术。(A)依次插入管性扩张器。(B)达到暴露,结束扩张。(C)螺钉通过操作通道插入 C1 侧块。(D)在完成一侧手术后的正中旁切口。(From Joseffer SS, Post N, Cooper PR, Frempong-Boadu AK. Minimally invasive atlanto-axial fixation with a polyaxial screw-rod construct: technical case report. Neurosurgery 2006:58 (4, Suppl 2): E375. Reprinted with permission.)

线检查的优良结果[18-21]。

　　与开放性手术相同的适应证都可进行轴突下颈椎后路微创固定术,包括创伤、感染、恶性肿瘤和脊柱炎疾病[22]。在有明显颈椎后凸的病例中,由于距离螺钉进入部位远,限制了螺钉头的穿过压力和螺纹–杆所需长度,手术应小心进行。此外,螺钉–钢板结构与螺纹–杆结构不同,仅能原位固定,且颈椎后凸不减小。一般情况下,螺钉插入方法与开放性手术没有明显不同, 也可以使用由 Roy-Camille、Magerl 或 An 提倡的特殊方法[23-25]。在开放性和微创性颈椎关节固定手术中,手术径路指向头侧可避免损伤神经,指向外侧可减少血管损伤的危险。螺钉使用的长度也与开放性手术相同(12~16mm),不过螺钉长度随骨的形态、手术径路和固定螺钉进入的起点不同而改变。

一、术前评价

　　术前计划的主要根据是 X 线检查,应包括:拍摄中立位、屈曲位和伸展位平片。这项检查可发现颈椎节段的不稳和明显后凸,两者都是颈椎后路手术的禁忌证。颈椎 CT 用于更好地显示颈椎侧块和关节突关节面关节的骨性解剖形态,也便于术前测定螺钉长度。MRI 用于显示有关软组织的一些异常和估计任何可能碰撞神经的距离远近。

二、手术方法

　　全身麻醉优于局部麻醉和静脉注射镇静药, 因为术中患者运动可致神经血管结构急性损伤。然后,使用 Mayfield 头夹,以达到患者俯卧位时的坚固固定。术中电生理监测, 通过应用躯体感觉诱发电位 (somatosensory evoked potential, SSEP)监测、肌电图 (electromyographic, EMG) 与运动诱发电位 (motor evoked potential, MEP)记录来评价脊髓和神经根的完整性改变。继之,患者俯卧,操作手术后,使头在心脏上方, 以减少静脉充血和手术失血。这时根据治疗疾病的要求调整颈部体位,但是 Myfield 固定仍应保持在完成螺纹杆置放固定之前使颈部处于生理性前凸位,以便术中操作。用胶质带双下拉双肩,特别是需要观察低位颈椎时,因为 C-臂的荧光屏影像将是指导金属器件植入的关键。在皮肤切开之前应拍摄侧位 X 线片,以确保两侧块全部都能看见。在某些情况下,坐位有保持肩在影像之外的优点,能进行低平面手术。

　　颈外侧放置一枚定位的 Steinmann 针(骨圆针),与颈椎有一个倾斜角度,这样使针与两个手术外侧块之间的关节突关节面方向平行。然后,在中线或中线内一点标出皮肤切口。注意,皮肤切口应包括颈椎两个手术侧块的几个尾侧脊椎节段,但是经该皮肤切口通道能做的手术与开放性手术相同。应用荧光屏引导,Steinmann针经筋膜、颈肌下至关节突关节面平面,靠近侧块。针的通道是外侧块上外方向(近似于外侧块固定螺钉的要求方向)。手术时应当注意,不要勿把 Steinmann 针插进椎间隙或椎骨的外侧,因为曾有报道因荧光屏使用不当或技术错误而引起并发症。常用前后位荧光屏检查进一步证实针的理想停进部位,该部位应是关节突关节的内面。在确定了适当的进入通道之后, 两种皮肤切口选择一种, 于中线皮肤做全长2cm 切口,与筋膜一并切开。这样可以用最小的牵开器(导入器)管停进在侧块上,限制了可能发生的医源性损伤(图 2.2)。

一旦确认停进的部位适当,应将皮肤切口向上下平面相等延长,避免扩张器的连续插入导致皮肤坏死。如果切口应用胶质带包扎,那么手术切口必须有足够大小,以免切口被扩张器插成一个伤口。皮肤下面的颈筋膜也应切开,以便管性牵开器的连续插入, 但切开长度不必达到皮肤切开的长度。应该小心操作防止切入肌肉,因为这会引起不必要的出血。然后,用扩张器连续逐渐地反复扩大手术操作通道。每个扩张器都应插到骨面的固定深度, 而每次插入均需由荧光屏侧位检查确定。最后一个管性扩张器直径取决于手术平面的数目和患者的身材。圆锥形扩张器管在减小皮肤切口长度的同时也能增大操作通道到最大。在操作通道的长度和直径被确定达到要求后,将插入的牵开器与可弯曲的牵开器臂连接。将该臂固定到手术台的对侧(图 2.3)。在最后固定可弯曲的牵开器臂–通道拉杆之前,常用侧位荧光

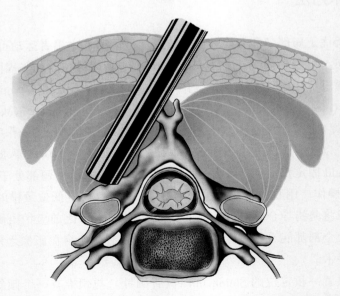

图 2.2　管性牵开器装置停进部位是准备插入螺钉所用通道的关节突关节。

屏检查,确保管性扩张器停进和通道的正确。

现在要对是否使用内镜做出决定。如果使用,那么是直接安装还是通过一个连接器安装在手术操作通道上,取决于所使用的进入装置。使用手术放大镜或光导纤维导线作为照明也都是可以的。然后,应通过单极电灼和垂体咬骨钳清除覆盖的软组织,暴露侧块的骨面和其上的关节突关节。不过应当注意,勿使手术平面上下的关节突关节破裂,以免相邻平面的疏忽性不稳或融合。然后,关节突关节和周围的侧块用高速钻去皮质,制备宿主融合床。

对术前存在关节突关节面脱位不能达到复位的病例,则可用高速钻钻去下外侧块的上关节突关节面,通过 Mayfeild 颅夹使颈变成伸展位以便复位。另一种方法是用一钝头器械,如 Swedish 或 Penfield 插进关节里,通过旋转使其向上和向后,上外侧块的不全脱位即可复位。采用躯体性感觉诱发电位监测以确保该操作可安全进行。之后,用高速钻对插入螺钉的侧块钻出进入点。一般我们将侧块中点内 1mm 标记为进入点。把钻下的骨屑保存,充填到上下要融合的关节里,骨自体移植或异体移植都可因为固定器具的先放置而妨碍了后来融合床的骨移植观察。在另外一侧进行手术之前,一侧的固定器放置和融合要全部完成。

此外,像每次进行开放性螺钉插入手术一样,由侧位荧光屏检查引导。通常,采用气动创伤钻,但也可用手动钻,向上和外侧走向钻进侧块 12~16mm 之间,与操作通道的走行和方向相同(图 2.4)。螺钉直径往往不是 3.5mm 就是 4.0mm,最新式的

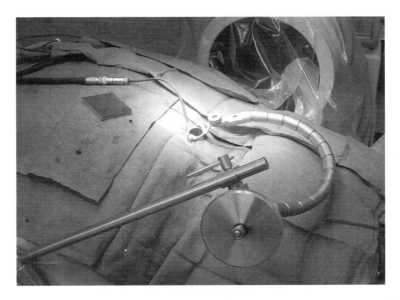

图 2.3　最后的操作是通道被坚固固定于所用的可弯曲牵开器臂的应在位置上;通过应用内镜或光导纤维光源,提高了目测观察效果。

螺钉头是多轴向的自攻螺钉。而且,螺钉沿手术操作同一通道插入(图2.5)。在第1枚螺钉钉入后,如果用的是坚硬管性牵开装置,螺钉置放已经满意,则操作通道位置必须改变。如前所述,可通过松开操作通道,然后轻轻向背侧抬起,在螺钉头的上面直视下重新定向操作通道。但必须注意,不要抬高离开太多,因为在管道边缘之下可能有软组织漂动,致使看不清良好的骨性停靠部位。因为单平面融合两个侧块

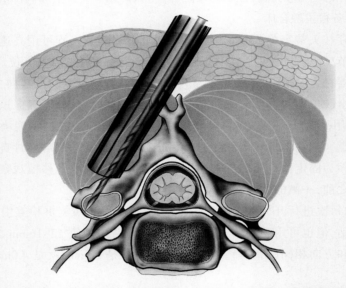

图2.4　钻的走向与操作通道一致,与开放性手术的指向头外侧相同。

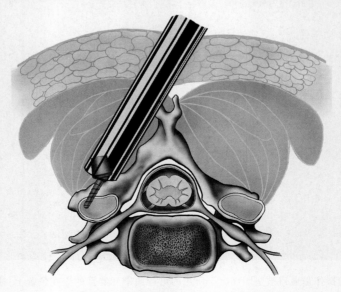

图2.5　通过操作通道沿相同走向插入螺钉。

都可以充分观察到,或虽是两个平面融合,但使用可扩张的管性通道装置,均不需进行这一操作过程。后面螺钉的置入,与前文一样。

其后,选择一个大小适当的杆,通过下行的操作通道,操作固定到顶部带多轴向的螺钉头上(图 2.6)。如果通过操作通道两个螺钉头都能看见,将杆头/尾再转到另一螺钉头上操作固定。如果看不见两个螺钉头或是两个平面融合,则需要用前面所说的螺钉插入方法,抬高操作通道以重新调整角度走向。一旦操作通道走向重新调换,需要注意避免软组织脱进操作通道里。只要正确使用螺钉杆,它就能将固定螺钉牢固地锁于应在的位置上。必须注意避免连接点螺纹错扣,这时可能突然不能从侧面看到杆的转动轴。应采用侧位和前后位荧光屏检查证实螺钉杆固定位置良好。在去除牵开器和关闭伤口之前,按相同的步骤程序完成对侧螺钉杆的固定。由于手术切口不大,伤口不需引流。然后,一般用可吸收线多层式关闭伤口。局部浸润麻醉减轻了术后疼痛,可使用黏合剂(Dermabond, Ethicon, Inc., Somervile, NJ)帮助皮肤闭合。

三、讨论

在我们的颈椎后路微创手术固定的临床经验中,包括 18 例患者,全部都进行了侧块螺钉-杆结构的插入固定,作为颈椎创伤、感染、假关节和恶性肿瘤的部分治疗。在14 例患者中,插入侧块螺钉以增强此前颈椎前路减压和融合手术的效果(表2.1)。使用螺钉杆器具插入总计 39 个平面,18 例患者中有 16 例螺钉置放成功(有意未做 CT)。两例由于下颈椎荧光屏不能达到充分观察,而放弃了微创手术[22]。这

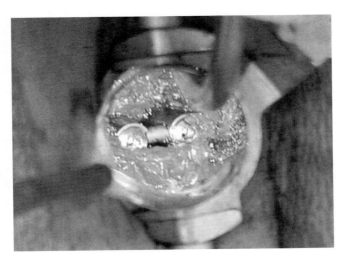

图 2.6 把一个大小适当的杆穿到螺钉头上,并用螺帽固定。

两例患者体型巨大。术后通过 CT 和动态 X 线检查证实融合成功(图 2.7)。

曾有过螺钉-杆[26]和螺钉钢板[19]装置都使用的其他颈椎后路微创固定术的报道。进行这些手术的适应证有:用于创伤性单平面和双平面关节突关节面不全脱位前路颈椎减压融合术(ACDF)的加强固定,用于单平面和双平面创伤性关节突关节面不全脱位的独立性复位/固定,以及用于颈椎肿瘤前路颈椎椎体切除融合术的后方加强。在全部报道的病例中,没有技术上的失败,而且这些报道的作者还通过动态 X 线检查无移动和计算机体层检查(CT)新骨形成来确定治疗平面已成功融合。只有一例螺钉误置,使 C6 外侧块的外侧皮质有一小的破裂。没有治疗并发症,也没看到神经系统症状加重。

如果需要在 C7 平面螺钉固定的话, 有些解剖因素必须考虑。最重要的就是,C7 侧块比上位颈椎体的侧块薄且小。这会使侧块螺钉置放非常困难。不过,因为在C7 平面,横突孔内没有椎动脉,所以可比较安全地把螺钉置入椎弓根。如果选择的是 C7 螺钉固定,则必须记住一点,固定螺钉走行可能与操作通道走向不同。也可做一个小的 C6-7 椎板切开,有助于触知和观察椎弓根的内侧壁,有利操作通道的安全操作。

关于 C1-2 螺钉固定,有一些特殊的解剖注意事项要知道。第一,这一平面的椎动脉走行可能变化很大,使其很容易被损伤;不过,已知椎动脉于 C1 椎板上缘易受损伤,所以微创手术径路应避免暴露此处。第二,C2 上、下两关节突关节面与相邻两侧块相对应的关节突关节面的方向不同,通过一对长、细、倾斜的椎弓根相连接。

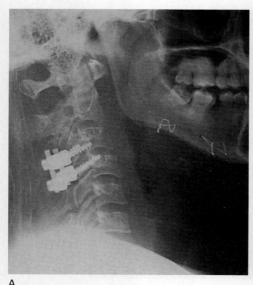
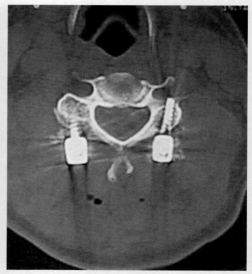

A

B

图 2.7 (A)术后 X 线片和(B)轴位 CT 显示金属器件固定位置满意,关节突关节有骨形成。

表 2.1

序号	年龄	性别	发病机制	肌肉骨骼病理改变	神经系统损伤	前路手术	后路手术治疗平面	复位	单侧或双侧	移植	并发症	结果	住院（天）	失血（mL）
1	32	男	MVA	C4/5 骨折不全程度脱位（W）/单侧关节面骨折	C5 脊神经根卡压	C4/5 ACDF	C4,C5	牵引	单侧	ICBG	无	C5 神经根改善	2	50
2	56	女	MVA	C3/4 骨折不全程度脱位（W）/单侧关节面骨折	Brown Séquard	C3/4 ACDF	C3,C4	牵引	单侧	ICBG	无	神经系统症状改善	6	70
3	33	男	跳水	双侧跳跃性关节面	无	无	C3,C4	牵引	双侧	ICBG	无	无症状	2	50
4	58	女	无	转移瘤	无	C4 椎体切除术	C3-5	N/A	单侧	ICBG	无	颈痛减轻	3	100
5	18	女	MVA	粉碎性骨折	无	C5 椎体切除术	C4-6	牵引	双侧	椎体切除的骨移植	无	无症状	3	200
6	32	男	无	假关节	无	C5 椎体切除术	C4-6	N/A	双侧	ICBG	无	颈痛减轻	2	50
7	44	男	MVA	粉碎性骨折	完全性四肢瘫	C5 椎体切除术	C4-6	N/A	双侧	ICBG	改为 C6 开放性螺钉固定术	完全性四肢瘫	5	200

续表

序号	年龄	性别	发病机制	肌肉骨骼病理改变	神经系统损伤	前路手术	后路手术治疗平面	复位	单侧或双侧	移植	并发症	结果	住院（天）	失血（mL）
8	52	男	跌倒	骨折脱位	完全性四肢瘫	C5/6 ACDF	C5,C6	牵引	双侧	椎体骨骨移植	无	完全性四肢瘫	6	150
9	39	女	无	假关节	无	C4/5 ACDF	C4–6	N/A	双侧	ICBG	无	颈痛减轻	1	25
10	37	女	跌倒	单侧跳跃性关节面	无	无	C4,C5	术中	单侧	ICBG	无	颈痛减轻	2	35
11	25	男	MVA	单侧跳跃性关节面	无	无	C5,C6	术中	单侧	ICBG	切口浅表性感染	颈痛减轻	3	25
12	33	女	无	假关节	无	C5/6 ACDF	C5,C6	N/A	双侧	ICBG	无	颈痛不减轻	3	40
13	57	女	无	假关节	无	C3/4 ACDF	C5,C6	N/A	单侧	ICBG	髂嵴供骨部疼痛	颈痛减轻	2	40

续表

序号	年龄	性别	发病机制	肌肉骨骼病理改变	神经系统损伤	前路手术	后路手术治疗平面	复位	单侧或双侧	移植	并发症	结果	住院(天)	失血(mL)
14	40	男	跌倒	骨折脱位	四肢不全瘫	无	C5,C6	牵引	双侧	ICBG	无	四肢不全瘫	3	90
15	55	女	无	转移瘤	脊髓病	C5椎体切除术	C4-6	N/A	双侧	ICBG	无	神经系统症状改善	1	160
16	72	女	脊椎椎性脊髓病	骨质疏松	脊髓病	C6椎体切除术	C5-7	N/A	双侧	椎体切除骨移植	无	脊髓病改善	2	90
17	36	女	无	脊椎骨髓炎	无	C5椎体切除术	C4-6	N/A	双侧	ICBG	无	无神经系统症状	14	250
18	22	男	跌倒	粉碎性骨折	完全性四肢瘫	C6椎体切除术	C5-7	N/A	双侧	椎体切除骨移植	改为C7开放性螺钉固定术	完全性四肢瘫	7	400

ACDF, 前路颈椎间盘切除融合术; ICBG, 髂嵴骨移植; W, 宽; N/A, 不用做; MVA, 汽车撞伤。

这种情况下,必须采用可扩张的管性牵开器装置观察两个螺钉进入点。第三个注意事项是 C2 神经根,这个巨大神经根在 C1-2 关节突关节后面穿过,使其容易在手术之初 Steinmann 针停进点确定操作过程中被损伤。不过,该神经根损伤正如 C1-2 后路用开放性杆-板结构行固定术中描述的那样,临床上发生率并不高[27]。尽管微创手术 C1-2 融合术在技术上可行,但是应仔细选择病例且由具有丰富经验的医师进行。C1-2 后路开放性融合术,主要适用于寰枢椎严重不稳或假关节形成危险性极高的情况。

用后路微创手术进行颈椎螺钉固定融合术有许多好处。从生物力学角度来看,避免了颈后方肌肉(斜方肌、半棘肌、颈肌、多裂肌)和韧带的破坏性解剖,确保了颈后方张力带的继续存在[28,29]。特别是由于切口较小,通过肌肉劈开而不是直接切断进入手术区域,术后发生明显疼痛、肌肉痉挛和丧失劳动能力的可能性很小。此外还有一些有趣的报道,提供了微创手术感染减少的证据。

尽管微创手术优点很多,但颈椎后路微创固定术仍有一些限制。就其本身特性而言,外科医生必须尽快练就通过一个狭小通道熟练操作手术的本领。同时,外科医师还必须做到在不依靠直接(三维)直视观察手术部位解剖的情况下,应用荧光屏检查较顺利地进行二维直视观察手术。当然还是会有一定的技术局限性,如把螺钉杆放到螺钉头上就可能很困难,特别是用颈椎后路微创手术进行脊柱多节段融合时更是如此。

最后,那些病态性肥胖和体型不良的患者不是颈椎后路微创手术的最佳适应证,因为荧光屏达到充分直视观察有很大难度,特别是下位颈椎手术。

四、结论

颈椎螺钉固定融合术是一些不同颈椎疾病治疗方案制订中的重要部分。选用颈椎前路还是后路手术的决定要根据几个因素做出,这些因素之一就是完成最终手术固定所引起医源性损伤的程度。微创手术对腰椎神经减压和固定效果已经在一些文献中有过全面的描述[6,11,12,14,15]。最近,微创手术已经通过经颈椎前路[30,32]和后路[5,7-9,26]应用于类似的颈椎疾病。在颈椎不全脱位时外科医生应仔细考虑颈椎后路微创固定术对疾病的治疗。总之,随着医生对微创手术的进一步熟练掌握,其可能越来越多地用于颈椎后路固定。

(李世民 译　刘林 校)

参考文献

1. Grieve JP, Kitchen ND, Moore AJ, Marsh HT. Results of posterior cervical foraminotomy for treatment of cervical spondylitic radiculopathy. Br J Neurosurg 2000;14:40–43

2. Kumar GR, Maurice-Williams RS, Bradford R. Cervical foraminotomy: an effective treatment for cervical spondylotic radiculopathy. Br J Neurosurg 1998;12:563–568

3. Henderson CM, Hennessy RG, Shuey HM Jr, Shackelford EG. Posterior-lateral foraminotomy as an exclusive operative technique for cervical radiculopathy: a review of 846 consecutively operated cases. Neurosurgery 1983;13:504–512

4. Murphey F, Simmons JC, Brunson B. Surgical treatment of laterally ruptured cervical disc: review of 648 cases, 1939 to 1972. J Neurosurg 1973;38:679–683

5. Fessler RG, Khoo LT. Minimally invasive cervical microendoscopic foraminotomy: an initial clinical experience. Neurosurgery 2002;51(5, Suppl):S37–S45

6. Fessler RG, O'Toole JE, Eichholz KM, Perez-Cruet MJ. The development of minimally invasive spine surgery. Neurosurg Clin N Am 2006;17:401–409

7. Holly LT, Moftakhar P, Khoo LT, Wang JC, Shamie N. Minimally invasive 2-level posterior cervical foraminotomy: preliminary clinical results. J Spinal Disord Tech 2007;20:20–24

8. O'Toole JE, Sheikh H, Eichholz KM, Fessler RG, Perez-Cruet MJ. Endoscopic posterior cervical foraminotomy and discectomy. Neurosurg Clin N Am 2006;17:411–422

9. Roh SW, Kim DH, Cardoso AC, Fessler RG. Endoscopic foraminotomy using MED system in cadaveric specimens. Spine (Phila Pa 1976) 2000;25:260–264

10. Perez-Cruet MJ, Fessler RG, Perin NI. Review: complications of minimally invasive spinal surgery. Neurosurgery 2002;51(5, Suppl):S26–S36

11. Fessler RG. Minimally invasive percutaneous posterior lumbar interbody fusion. Neurosurgery 2003;52:1512

12. Guiot BH, Khoo LT, Fessler RG. A minimally invasive technique for decompression of the lumbar spine. Spine (Phila Pa 1976) 2002;27:432–438

13. Isaacs RE, Podichetty VK, Santiago P, et al. Minimally invasive microendoscopy-assisted transforaminal lumbar interbody fusion with instrumentation. J Neurosurg Spine 2005;3:98–105

14. Khoo LT, Fessler RG. Microendoscopic decompressive laminotomy for the treatment of lumbar stenosis. Neurosurgery 2002;51(5, Suppl):S146–S154

15. Sandhu FA, Santiago P, Fessler RG, Palmer S. Minimally invasive surgical treatment of lumbar synovial cysts. Neurosurgery 2004;54:107–111

16. Joseffer SS, Post N, Cooper PR, Frempong-Boadu AK. Minimally invasive atlantoaxial fixation with a polyaxial screw-rod construct: technical case report. Neurosurgery 2006;58(4, Suppl 2):E375

17. Holly LT, Foley KT. Percutaneous placement of posterior cervical screws using three-dimensional fluoroscopy. Spine (Phila Pa 1976) 2006;31:536–540

18. Wang MY, Prusmack CJ, Green BA, Gruen JP, Levi AD. Minimally invasive lateral mass screws in the treatment of cervical facet dislocations: technical note. Neurosurgery 2003;52:444–447

19. Fong S, Duplessis S. Minimally invasive lateral mass plating in the treatment of posterior cervical trauma: surgical technique. J Spinal Disord Tech 2005;18:224–228

20. Khoo LT. Cervical minimally-invasive spinal surgical techniques. In: Annual Meeting of AAISMS, 4th Global Congress on Minimally Invasive Spinal Surgery and Medicine. 2003. Thousand Oaks, CA.

21. Khoo LT. Minimally invasive posterior decompression and fixation of cervical jumped facets: an initial clinical experience in 11 patients. In: Annual Meeting of AANS/CNS Section on Disorders of the Spine and Peripheral Nerves; 2003; Tampa, FL

22. Wang MY, Levi AD. Minimally invasive lateral mass screw fixation in the cervical spine: initial clinical experience with long-term follow-up. Neurosurgery 2006;58:907–912

23. An HS. Internal fixation of the cervical spine: current indications and techniques. J Am Acad Orthop Surg 1995;3:194–206

24. An HS, Gordin R, Renner K. Anatomic considerations for plate-screw fixation of the cervical spine. Spine (Phila Pa 1976) 1991;16(10, Suppl):S548–S551

25. Magerl F, Seeman P, Grob D. Stable dorsal fusion of the cervical spine (C2–T1) using hook plates. In: WA Kehr, ed. Cervical Spine. New York: Springer-Verlag; 1987:217–221

26. Wang MY, Green BA, Coscarella E, Baskaya MK, Levi AD, Guest JD. Minimally invasive cervical expansile laminoplasty: an initial cadaveric study. Neurosurgery 2003;52:370–373

27. Goel A, Laheri V. Plate and screw fixation for atlanto-axial subluxation. Acta Neurochir (Wien) 1994;129:47–53

28. Jahng TA, Fu TS, Cunningham BW, Dmitriev AE, Kim DH. Endoscopic instrumented posterolateral lumbar fusion with Healos and recombinant human growth/differentiation factor-5. Neurosurgery 2004;54:171–180

29. Kim DY, Lee SH, Chung SK, Lee HY. Comparison of multifidus muscle atrophy and trunk extension muscle strength: percutaneous versus open pedicle screw fixation. Spine (Phila Pa 1976) 2005;30:123–129

30. Rubino F, Deutsch H, Pamoukian V, Zhu JF, King WA, Gagner M. Minimally invasive spine surgery: an animal model for endoscopic approach to the anterior cervical and upper thoracic spine. J Laparoendosc Adv Surg Tech A 2000;10:309–313

31. Saringer WF, Reddy B, Nöbauer-Huhmann I, et al. Endoscopic anterior cervical foraminotomy for unilateral radiculopathy: anatomical morphometric analysis and preliminary clinical experience. J Neurosurg 2003;98(2, Suppl):171–180

32. Tan J, Zheng Y, Gong L, Liu X, Li J, Du W. Anterior cervical discectomy and interbody fusion by endoscopic approach: a preliminary report. J Neurosurg Spine 2008;8:17-21

第二篇
胸　椎

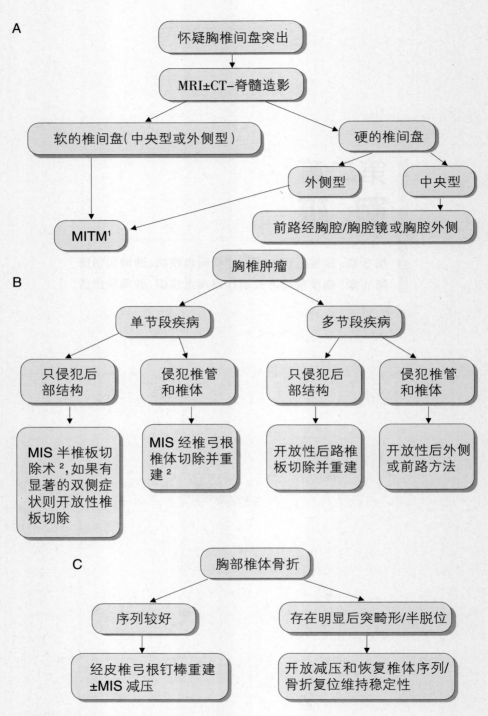

A

怀疑胸椎间盘突出

MRI±CT−脊髓造影

软的椎间盘（中央型或外侧型）

硬的椎间盘

外侧型

中央型

MITM[1]

前路经胸腔/胸腔镜或胸腔外侧

B

胸椎肿瘤

单节段疾病

多节段疾病

只侵犯后部结构

侵犯椎管和椎体

只侵犯后部结构

侵犯椎管和椎体

MIS 半椎板切除术[2],如果有显著的双侧症状则开放性椎板切除

MIS 经椎弓根椎体切除并重建[2]

开放性后路椎板切除并重建

开放性后外侧或前路方法

C

胸部椎体骨折

序列较好

存在明显后突畸形/半脱位

经皮椎弓根钉棒重建±MIS 减压

开放减压和恢复椎体序列/骨折复位维持稳定性

[1] 微创显微胸椎间盘切除术。
[2] 尤其适用于预期寿命有限的患者。

第3章
胸椎后路方式治疗椎间盘疾病、肿瘤和创伤

Frank L. Acosta Jr., David J. Moller, John C. Liu

一、胸椎后路方式治疗椎间盘疾病

相对于颈椎和腰椎,胸椎间盘突出是一种较少见的疾病,在多达40%的病例中无临床症状[1,2]。当出现胸椎间盘突出引起疼痛和(或)神经功能缺损症状时,需要手术治疗[3]。胸椎间盘切除的传统手术方法主要分为三大类:①后路/后外侧入路(椎板切除,经椎弓根,肋骨横突切除);②侧方入路(胸腔外)和③前路(经胸腔)。虽然每例有症状的胸椎间盘突出都可以成功地治疗,但传统的外科手术需要大面积切开后方椎旁肌(后路和外侧入路),切除大部分胸椎骨的主要骨性结构(椎弓根)和相关肋骨(肋骨横突切除术、胸腔外),或经胸腔到达胸椎间盘间隙。如此看来,每一种传统的手术方法都极有可能引发术后与术式相关的并发症,其中包括椎旁肌肉萎缩(后路和外侧入路),通气功能减弱(前路),并可能增加术后疼痛(后路,外侧入路,前路)[4-9]。

任何微创手术技术的目标都是为减少术式相关的并发症。与传统的开放手术方式相比较,微创脊柱外科手术可显著减少对正常组织的破坏。如操作熟练,可减少术中失血和缩短手术时间,进而减少术后并发症,缩短住院时间和康复时间[1,10,11]。在治疗有症状的胸椎间盘突出症方面,因传统方法相关的并发症较明显,故微创外科技术意义重大。对于非常瘦的患者,传统的单侧胸椎骨膜下显露来完成经椎弓根胸椎间盘切除术是比较容易的,而对于肥胖患者,则需要一个较长的切口,较大面积的肌肉剥离,这些都与失血相关。管状牵开器尤其适用于考虑行椎弓根入路或肋骨横突切除术的患者。本章将描述一种微创胸椎间隙后入路方法,即微创显微胸椎间盘切除术(minimally invasive thoracic microdiskectomy, MITM)。该技术采用后外侧经椎间孔/经关节突入路到达胸椎间隙的方法,根据外科医生的经验,可以使用内镜或显微镜来完成[1,12]。

1. 术前评估

虽然大多数病例往往表现为胸神经根病、脊髓病或背部疼痛,但胸椎间盘突出

也可以表现出其他各种各样的症状,包括肩部或腹部疼痛及心绞痛样症状[13-15]。因此,详尽的病史和体格检查对准确诊断有症状的胸椎间盘突出症至关重要。对可疑的胸椎间盘突出症术前影像学评估应包括磁共振成像(MRI)和(或)脊髓造影后计算机断层扫描(CT)。虽然 MRI 扫描可以提供极好的解剖及软组织的细节,但 CT/CT 脊髓造影对评估脊髓受压的程度和判定突出胸椎间盘的钙化程度仍有帮助。此外,也需要前后(AP)位和侧位胸、腰椎平片来确定肋骨和腰椎的数量,以判断正确的手术节段。胸片有助于确定肋骨的序数,以辅助定位胸椎节段。胸椎节段的定位既困难又重要。应至少用两种方法辅助术中定位,以避免手术节段的错误[12]。

无论是中央和外侧的软的,还是外侧钙化的胸椎间盘都适合 MITM(图 3.1)。对于中央钙化的胸椎间盘,我们一般用前路胸腔镜以确保足够的脊髓减压和最小限度地刺激硬膜囊。

2.手术方法

气管内麻醉诱导后,插入动脉导管、气囊导尿管和(运动和体感)诱发电位电极。虽然并不是每种情况下都需要诱发电位监测,但在我们机构常规使用。患者俯卧于可透视的 Wilson 架,并且给所有的受力点加上合适的垫子。用常规无菌方式将手术野做好手术准备并挂上消毒帷。然后将 C-臂荧光器以无菌的方式引入手术野。荧光显示器放在对面,手术医师则站在椎间盘突出同侧或症状最重的一侧。握住克氏针尾端以确保操作者的手在图像之外,然后通过前后位透视图像标识出预期节段的大体位置。用从最后一根肋骨向上和从第一根肋骨向下这两种计数肋骨方法来定位适当节段。注意在术前胸片和胸椎平片标出肋骨的数量并且和术中定位相一致。然后在适当节段位置的皮肤上用标记物做标记,旋转 C-臂以便侧位透视。在侧位透视图像下,通过从骶骨向上计数来确认适当节段。在这个过程中,要注意术前影像上看到的腰椎数量。确保所有用来确认适当位置方法的一致是非常重要的。

正确定位后,以预期节段为中心,中线外侧 3~5cm 做一皮肤切口(2cm 长)。锐性切开筋膜,插入一个克氏针接触到关注节段的尾椎骨横突。通过 C-臂确认。插入克氏针时应小心,以避免太深而插入椎管或胸膜腔。当克氏针停靠横突后,在 C-臂的指导下,将第一个肌肉扩张器套入克氏针,拔除克氏针。在一个管状肌肉扩张器置放之后,一系列更大的管状肌肉扩张器依序插入。将肌肉扩张器连接到一个被固定在手术台对侧的灵活的臂上,然后移开扩张器。管状扩张器的中心应定位在侧位透视图像下预期的椎间隙。此时,前后位和侧位 C-臂图像再次确认正确节段。

然后将显微镜挂上消毒帷并引入手术野。用电刀清除所有上覆的软组织和肌肉,使横突和关节突连接处近端部分清晰可见。下一步,使用高速气钻钻开覆盖着

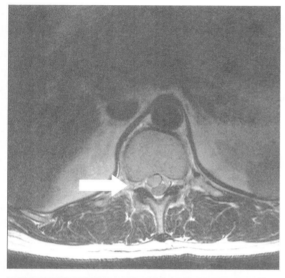

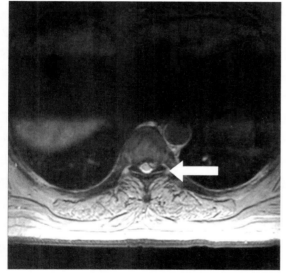

图 3.1　(A) 术前 MRI 显示未钙化的 (软的) 旁中央和 (B) 侧方突出的胸椎椎间盘压迫脊髓 (白色箭头)。这种类型的胸椎间盘突出适用于微创胸椎间盘切除术。

椎间隙的下位椎体横突近端的头侧和外侧关节突的复合体。然后确认骶椎椎弓根并追溯到椎间隙,必要时钻开椎弓根的头端以便显露椎间隙。在这里,也可以看到硬膜囊侧面。通过在纤维环上放置一个 4 号 Penfield 并拍摄侧位 C-臂图像来确认到达椎间隙。

　　然后使用双极电凝处理椎间盘纤维环和硬膜外上覆的静脉,用 15 号或 11 号刀片锐性切开纤维环。接下来,要用到一个组合:垂体钳、刮匙和 Woodson elevator 来完成椎间盘切除。直视下取出椎间盘外侧软的突出物。对于椎间盘中央软的突出物,使用刮匙和 Woodson elevator 去除足够的椎间盘物质,以便使突出的碎片回到椎间隙。在不损伤硬膜囊的情况下,可能需要钻开椎体后外侧的头端或尾端来切除椎间盘外侧钙化的突出物。通过用 Woodson elevator 或类似器械检查腹侧硬膜外腔以保证脊髓和硬脊膜充分减压。椎间盘切除完成后,需要充分的止血,用 0 号 Vicryl(Ethicon Inc.,Somerville, NJ)缝线间断缝合胸背筋膜,3-0 Vicryl 缝线间断缝合皮下层。使用 Steri-strips(3M, St. Paul, MN)或皮肤胶对皮肤的闭合有保证。

二、胸椎后路方式治疗肿瘤

尽管胸椎肿瘤手术治疗的具体目标取决于肿瘤的类型、位置、分期、合并症、预期寿命及脊髓的受累程度。但其总体目标是:神经结构减压、肿瘤切除、恢复解剖对位和脊柱不稳情况下的稳定性,这通常是大多数脊柱外科肿瘤学治疗策略的一部分。通过胸椎开放手术方法完成这些目标,通常会显著提高胸椎肿瘤患者并发症的概率[16-18]。许多脊髓肿瘤患者因其潜在的疾病和更严重的共患病预期寿命有限,因此最大限度地减少围手术期并发症等极为重要。就这点而言,微创外科技术的应用对脊髓肿瘤患者有巨大的潜在利益。各种研究显示,与开放手术相比,微创技术切除胸椎肿瘤可以减少重症监护室(ICU)停留,减少围手术期并发症和疼痛,加速离床活动,并能让患者更早出院[19,20]。

微创手术治疗胸椎肿瘤的策略取决于肿瘤相对于椎体节段的位置[例如,累及前部和(或)后部结构]。对于累及后柱并导致神经结构受压的肿瘤,可以通过管状半椎板切除完成后路减压。对于背部存在显著的双侧压迫的疾病,标准的开放式椎板切除方法是最合适的。对于椎体肿瘤,可以通过后外侧微创椎弓根椎体截骨直接完成神经结构的减压和肿瘤切除。这种方式下必须权衡肿瘤切除有限和在更窄的显露下固定不太可靠的可能性。预期寿命有限的患者将会成为候选者。后来的前柱重建可用这种方法同时完成。本章所描述的胸椎前后柱减压技术是针对脊髓肿瘤,同样适用于后面的前柱重建和稳定。

1. 术前评估

详细询问病史和体格检查后,术前影像学评估应包括胸椎 CT 扫描和 MRI,以明确肿瘤和相邻节段骨性(通过 CT)和软组织(通过 MRI)的病理学。对于转移性疾病,应进行胸部、腹部和盆腔 CT 扫描以明确全身性肿瘤累及的范围来完成术前分期。CT 脊髓造影对评估椎管压迫也有作用。正如前面提到的,术前腰椎和胸椎 X 线片及胸部 X 线片等影像学检查在评估肋骨和腰椎的序数以确保术中正确定位时具有重要作用。

微创半椎板切除和减压适合治疗累及后部结构和产生脊髓压迫的肿瘤。通过微创椎弓根椎体截骨(重建)切除影响椎体、侵犯腹侧椎管的肿瘤,可直接使硬膜囊减压[21,22]。

2. 手术方法

(1)后路减压(半椎板切除)

气管内麻醉诱导后,插入气囊导尿管、动脉管路和诱发电位导线。患者俯卧于可透视的 Wilson 架,并且给所有的受力点加上合适的垫子。通过结合前后位和侧位透视图像,确定正确节段,并在皮肤上用皮肤标记物做标记。用无菌方式将手术野做好手术准备并挂上消毒帷。

在肿瘤一侧(如偏心)或症状最严重的一侧(如肿瘤在中线)距中线 3~5cm 处,以预期节段为中心做一长 2cm 皮肤切口。锐性切开筋膜,插入一个克氏针接触到关注节段的横突。通过 C-臂确认。当克氏针停靠横突后,在 C-臂的指导下,将第一个肌肉扩张器套入克氏针,拔除克氏针。放置第一个管状肌肉扩张器之后,将一系列更大的管状肌肉扩张器按顺序插入。将肌肉扩张器连接到一个被固定在手术台对侧的灵活的臂上,然后移开扩张器。管状扩张器的中心应定位在侧位透视图像下预期的椎间隙。此时,前后位和侧位 C-臂图像再次确认正确节段。

然后将手术显微镜挂上消毒帷并引入手术野。用电刀清除所有上覆的软组织,必要时重新定位管状扩张器,使椎板和棘突的连接处清晰可见。在这一点上,管状扩张器通常指向中线 20°。一旦确定骨解剖结构,使用高速气钻去除同侧椎板和肿瘤直至黄韧带。椎板切除时应横向切至椎弓根内侧壁水平,注意保留峡部。同侧椎板切除完成后,使用高速钻在棘突下开始行对侧椎管后路减压和肿瘤切除。然后重新定位管状牵开器,以便跨过中线直视椎管,通常从外向内侧的角度为 30°~45°。用钻切除对侧椎板的方向为由内而外。骨切除完成前应该注意保留黄韧带。使用神经钩或 Woodson elevator 探查对侧椎弓根、神经孔以确认对侧椎管减压是否充分。

一旦骨性减压和肿瘤切除完成,注意力就要转向黄韧带的切除。使用 15 号刀片锐性切开黄韧带或用神经钩进入以插入小刮匙或直头枪钳。然后使用这些器械将黄韧带切除,必要时重新定位管状牵开器,直至可直视整个硬膜囊和近端神经根。然后使用细探针仔细探查减压后的椎管和神经孔。确认后路减压和肿瘤切除后,术区冲洗和止血。传统方式关闭筋膜和皮肤。

(2)前柱减压(椎弓根椎体切除术)

气管内麻醉诱导后,按前文所述完成监测、摆位和定位。在患侧中线外侧 2cm (如果要完成腔外椎体切除术则需中线外侧 6cm) 做一个 2.5~3cm 长的皮肤切口,并通过胸背筋膜。用手指钝性剥离并触诊横突和肋骨近端。然后以通常方式向管状扩张器插入一个可牵开的管状肌肉牵开器（METRx Quadrant retractor system，Medtronic，Memphis，TN），并朝向中线成30°角（图3.2 A）。

将手术显微镜挂上消毒帷并引入手术野。用电刀清除所有上覆的软组织。然后用高速钻将横突、椎板、胸椎椎弓根切除（图3.2 B）。去除黄韧带以便直视硬膜囊的外侧和神经根的出口。如有必要，可在这一点横断胸部神经根，以便更清楚地直视胸椎管的腹外侧和椎体的后部。然后用高速钻和刮匙来完成椎体和肿瘤的切除。也可用垂体钳以零敲碎打的方式切除软的肿瘤。可用刮匙或垂体钳将腹侧硬膜外肿瘤送入椎体减压后的缺损处。因管状牵开器后外侧的牵开轨迹，腹外侧25%的椎管可直视并减压，超过75%的腹侧面可通过间接减压完成[22]（图3.2 C）。双侧方法可使腹侧椎管、硬膜囊充分减压变得更方便，经双侧椎弓根法后还需要随后的器械操作。通过 Woodson elevator 或类似器械检查腹侧硬膜外腔来保证充分减压。

椎体切除之后，需要用一个大小适当可张开的钛笼重建前柱[21]。将钛笼插入到椎体切除后的缺损处并且张开直到安装牢固。经过适当的固定，以常规方式闭合筋膜和皮肤。必要时在同样的位置行后柱固定。后路椎弓根钉棒的操作方法将在下一章中讲述。

三、胸椎后路方式治疗创伤

手术治疗脊髓损伤的基本原则包括神经结构的减压，脱位椎体节段的复位及重建，经前柱和(或)后柱器械固定和融合。通常通过胸椎标准开放方法来实现这些

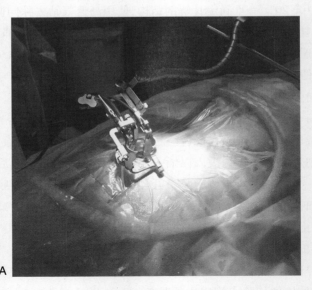

A

图3.2　（A）图示为在尸体上进行的微创胸部经椎弓根椎体切除术四分体牵开器(Medtronic，Memphis，TN)的手术安装。（待续）

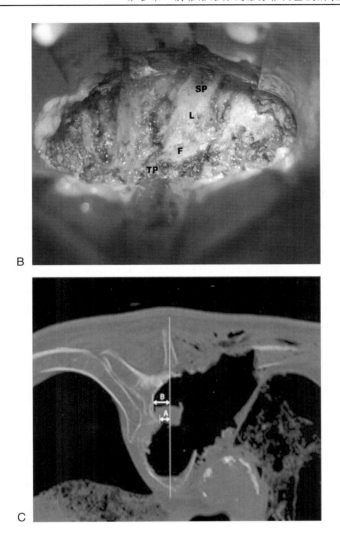

图 3.2(续)　(B)图示去除表面覆盖的软组织后通过可扩张牵开器可以直视棘突(SP)、椎板(L)、关节突(F)和横突(TP)。(C)图示在尸体上以左侧入路方式行微创经椎弓根胸椎椎体切除术后 CT 扫描。需要强调的是单侧方法便可对几乎整个硬膜囊的腹侧和背侧进行减压。图示对侧椎管减压(箭头 A)和半个椎弓根间距(箭头 B)。

目标,但其增加脊髓损伤患者手术失血和感染的风险已有报道[21,23]。因此,应用微创手术方法治疗具有降低围手术期并发症的潜力, 尤其对脊髓损伤患者群体更有益[24]。在前文中已介绍了后路微创胸椎管周围减压的原则和技术。已有几个小组报道了后路经皮椎弓根螺钉固定的胸椎骨折的方法[24-26],并且发现,与保持相同数量的矫正和固定的开放技术相比,其能显著减少失血[25]。经皮内固定技术尤其适合于外伤性骨折不存在明显排列紊乱或神经结构受压的情况。

1. 术前评估

通常通过初步的前后位和侧位胸片或专用的前后位和侧位胸椎平片注意到胸椎骨折。CT 扫描矢状面和冠状面重建可以最直观地显示脊柱骨折的骨性解剖结构。CT扫描可以将椎体高度丢失、骨折类型、骨折碎片、成角、半脱位直观化。MRI 对于发现软组织异常，如血肿、外伤性胸椎间盘突出和韧带损伤是有帮助的。

2. 手术技术

一般气管内麻醉诱导后，插入动脉导管、气囊导尿管和(运动和体感)诱发电位电极。患者俯卧于可透视的 Wilson 架。然后将 C-臂引入手术野，用来定位将要手术的节段。不过，在胸椎正确的定位往往是困难的，但却是最重要的。应在皮肤上标记适当的节段。为了能够经皮完成器械操作，所有需要手术的节段的椎弓根都要在C-臂透视下可见(图 3.3 A)。使用两个 C-臂(一个在侧位，另一个在前后位)可以使操作更便利。C-臂的正确对准对于获得纯前后位和侧位胸椎椎体及椎弓根图像至关重要。在纯前后位图像中，前部和后部的上位终板排成一列，形成单独的一个终板。此外，椎弓根看起来应刚好在上位终板的下方，棘突应该在两椎弓根间的中线上。纯侧位像也表现为一个单独的终板，叠加的椎弓根和一个单独的椎体后壁影(确保没有旋转)[27]。

经过适当的定位，用常规无菌方式将手术野做好手术准备并挂上消毒帷。在椎弓根外侧壁外侧 1cm 做皮肤切口标记，以便放入螺钉，其拧入的轨迹为中间到外侧。然后做一个 1cm 的切口，切开皮肤和筋膜，然后小心地插入 Jamshidi 套针，碰到骨后停靠，并获得前后位的 C-臂图像。必要时，重新定位 Jamshidi 套针，使其直接位于椎弓根外侧壁。然后用 Jamshidi 套针轻轻穿透后面的骨皮质，并获得另一个前后位图像，以确保套针正确的轨迹。沿着正确的轨迹，将针穿入椎弓根。以一系列的前后位和侧位透视图像监视针的进度，确保获得正确的轨迹。当侧位像上针尖到达椎体后部皮质时，前后位像针尖应不超过椎弓根的中间(从外侧到中间)。继续进针到刚好穿过椎体后壁进入椎体，移除套针，插入一个克氏针。克氏针应该碰触到椎体内的松质骨。移除套入克氏针的 Jamshidi 套针，通过侧位 C-臂图像确保克氏针大约在通过椎体中间的适当位置。重要的是保护和监控克氏针，确保它在移除前不向前方迁移和刺入椎体前部皮质。所有要手术的椎弓根以类似的方式处理，注意力转向椎弓根的准备和螺钉的拧入(图 3.3 B)。

沿着正确的克氏针位置，插入一个适当大小的中空攻丝。不过，克氏针在任何时候都应牢固，在攻丝的过程中应完成一系列的侧位透视图像以确保克氏针不发生移动。攻丝完成后，以类似的方式使用螺丝刀拧入一个适当大小的椎弓根螺钉（图 3.3 C）。一旦椎弓根螺钉拧入超过椎弓根大约一半，便可以拔出克氏针，而椎弓根螺钉需继续拧入直至牢固。所有螺钉放置完成后，螺钉头处放入一根棒，拧紧螺丝来固定棒（图 3.3 C）。螺钉拧紧之前，必要时，可以进行加压或分离。拧紧后，移除螺丝刀，以常规方式关闭筋膜（图 3.3 D）。

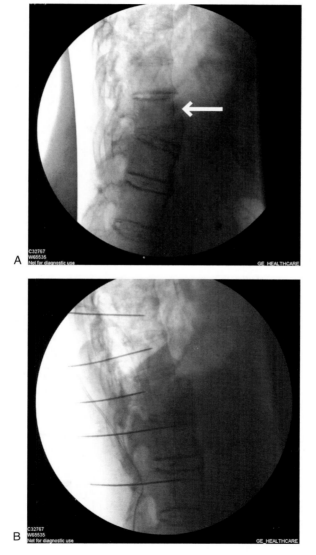

图 3.3　(A)术中侧位透视图像显示一位在家跌倒后发生严重后背痛的 87 岁女性患者 T7 骨折脱位(箭头)，需要椎弓根钉支撑。(B)T5-9 椎弓根打入克氏针后侧位 C-臂图像。(待续)

四、结论

传统的胸椎开放性手术方法与围手术期显著的并发症相关。微创胸椎后路方法与减少失血、手术时间、术后并发症和住院时间相关。这种方法已被用于治疗各种胸椎疾病，包括突出的胸椎间盘（经关节突方法），后柱（半椎板切除方法）和前

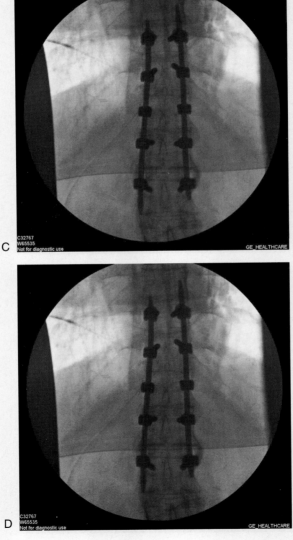

图 3.3(续) （C）椎弓根钉套过克氏针的侧位透视显示椎弓根钉螺丝刀和连接棒（长度）。（D）术中前后位透视图像显示 T5-9 双侧椎弓根钉固定。

柱(椎弓根椎体切除术)肿瘤及胸椎骨折(经皮插入椎弓根螺钉方法)。正确的定位可能是胸椎疾病手术治疗中最重要的一步。随着微创技术的不断应用和新技术的发展,脊柱外科医生应继续评估其对患者的疗效,并与传统开放方法治疗的疗效相比较。

（钟杰林　蔡迎　译　李世民　校）

参考文献

1. Perez-Cruet MJ, Kim BS, Sandhu F, Samartzis D, Fessler RG. Thoracic microendoscopic discectomy. J Neurosurg Spine 2004;1:58–63

2. Brown CW, Deffer PA Jr, Akmakjian J, Donaldson DH, Brugman JL. The natural history of thoracic disc herniation. Spine (Phila Pa 1976) 1992;17(6, Suppl):S97–S102

3. Lidar Z, Lifshutz J, Bhattacharjee S, Kurpad SN, Maiman DJ. Minimally invasive, extracavitary approach for thoracic disc herniation: technical report and preliminary results. Spine J 2006;6:157–163

4. Faciszewski T, Winter RB, Lonstein JE, Denis F, Johnson L. The surgical and medical perioperative complications of anterior spinal fusion surgery in the thoracic and lumbar spine in adults: a review of 1223 procedures. Spine (Phila Pa 1976) 1995;20:1592–1599

5. Weber BR, Grob D, Dvořák J, Müntener M. Posterior surgical approach to the lumbar spine and its effect on the multifidus muscle. Spine (Phila Pa 1976) 1997;22:1765–1772

6. Rantanen J, Hurme M, Falck B, et al. The lumbar multifidus muscle five years after surgery for a lumbar intervertebral disc herniation. Spine (Phila Pa 1976) 1993;18:568–574

7. Kim DY, Lee SH, Chung SK, Lee HY. Comparison of multifidus muscle atrophy and trunk extension muscle strength: percutaneous versus open pedicle screw fixation. Spine (Phila Pa 1976) 2005;30:123–129

8. Jackson RK. The long-term effects of wide laminectomy for lumbar disc excision. A review of 130 patients. J Bone Joint Surg Br 1971;53:609–616

9. McDonnell MF, Glassman SD, Dimar JR II, Puno RM, Johnson JR. Perioperative complications of anterior procedures on the spine. J Bone Joint Surg Am 1996;78:839–847

10. Perez-Cruet MJ, Fessler RG, Perin NI. Review: complications of minimally invasive spinal surgery. Neurosurgery 2002;51(5, Suppl):S26–S36

11. Perez-Cruet MJ, Foley KT, Isaacs RE, et al. Microendoscopic lumbar discectomy: technical note. Neurosurgery 2002;51(5, Suppl):S129–S136

12. Sheikh H, Samartzis D, Perez-Cruet MJ. Techniques for the operative management of thoracic disc herniation: minimally invasive thoracic microdiscectomy. Orthop Clin North Am 2007;38:351–361, abstract vi

13. Wilke A, Wolf U, Lageard P, Griss P. Thoracic disc herniation: a diagnostic challenge. Man Ther 2000;5:181–184

14. Rohde RS, Kang JD. Thoracic disc herniation presenting with chronic nausea and abdominal pain: a case report. J Bone Joint Surg Am 2004;86-A:379–381

15. Eleraky MA, Apostolides PJ, Dickman CA, Sonntag VK. Herniated thoracic discs mimic cardiac disease: three case reports. Acta Neurochir (Wien) 1998;140:643–646

16. Vitaz TW, Oishi M, Welch WC, Gerszten PC, Disa JJ, Bilsky MH. Rotational and transpositional flaps for the treatment of spinal wound dehiscence and infections in patient populations with degenerative and oncological disease. J Neurosurg 2004;100(1, Suppl Spine):46–51

17. Wang JC, Boland P, Mitra N, et al. Single-stage posterolateral transpedicular approach for resection of epidural metastatic spine tumors involving the vertebral body with circumferential reconstruction: results in 140 patients. Invited submission from the Joint Section Meeting on Disorders of the Spine and Peripheral Nerves, March 2004. J Neurosurg Spine 2004;1:287–298

18. North RB, LaRocca VR, Schwartz J, et al. Surgical management of spinal metastases: analysis of prognostic factors during a 10-year experience. J Neurosurg Spine 2005;2:564–573

19. Huang TJ, Hsu RW, Li YY, Cheng CC. Minimal access spinal surgery (MASS) in treating thoracic spine metastasis. Spine (Phila Pa 1976) 2006;31:1860–1863

15. Eleraky MA, Apostolides PJ, Dickman CA, Sonntag VK. Herniated thoracic discs mimic cardiac disease: three case reports. Acta Neurochir (Wien) 1998;140:643–646

16. Vitaz TW, Oishi M, Welch WC, Gerszten PC, Disa JJ, Bilsky MH. Rotational and transpositional flaps for the treatment of spinal wound dehiscence and infections in patient populations with degenerative and oncological disease. J Neurosurg 2004;100(1, Suppl Spine):46–51

17. Wang JC, Boland P, Mitra N, et al. Single-stage posterolateral transpedicular approach for resection of epidural metastatic spine tumors involving the vertebral body with circumferential reconstruction: results in 140 patients. Invited submission from the Joint Section Meeting on Disorders of the Spine and Peripheral Nerves, March 2004. J Neurosurg Spine 2004;1:287–298

18. North RB, LaRocca VR, Schwartz J, et al. Surgical management of spinal metastases: analysis of prognostic factors during a 10-year experience. J Neurosurg Spine 2005;2:564–573

19. Huang TJ, Hsu RW, Li YY, Cheng CC. Minimal access spinal surgery (MASS) in treating thoracic spine metastasis. Spine (Phila Pa 1976) 2006;31:1860–1863

20. Scheufler KM. Technique and clinical results of minimally invasive reconstruction and stabilization of the thoracic and thoracolumbar spine with expandable cages and ventrolateral plate fixation. Neurosurgery 2007;61:798–808

21. Smith JS, Ogden AT, Fessler RG. Minimally invasive posterior thoracic fusion. Neurosurg Focus 2008;25:E9

22. Deutsch H, Boco T, Lobel J. Minimally invasive transpedicular vertebrectomy for metastatic disease to the thoracic spine. J Spinal Disord Tech 2008;21:101–105

23. Verlaan JJ, Diekerhof CH, Buskens E, et al. Surgical treatment of traumatic fractures of the thoracic and lumbar spine: a systematic review of the literature on techniques, complications, and outcome. Spine (Phila Pa 1976) 2004;29:803–814

24. Rampersaud YR, Annand N, Dekutoski MB. Use of minimally invasive surgical techniques in the management of thoracolumbar trauma: current concepts. Spine (Phila Pa 1976) 2006;31(11, Suppl):S96–S102

25. Wild MH, Glees M, Plieschnegger C, Wenda K. Five-year follow-up examination after purely minimally invasive posterior stabilization of thoracolumbar fractures: a comparison of minimally invasive percutaneously and conventionally open treated patients. Arch Orthop Trauma Surg 2007;127:335–343

26. Ringel F, Stoffel M, Stüer C, Meyer B. Minimally invasive transmuscular pedicle screw fixation of the thoracic and lumbar spine. Neurosurgery 2006;59(4, Suppl 2):ONS361–ONS366

27. Anderson DG, Samartzis D, Shen FH, Tannoury C. Percutaneous instrumentation of the thoracic and lumbar spine. Orthop Clin North Am 2007;38:401–408, abstract vii

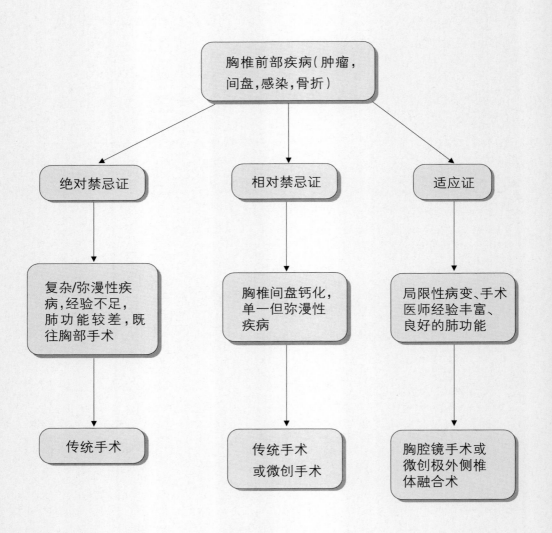

第4章
胸椎前路方式治疗椎间盘疾病、肿瘤和创伤

Isaac O. Karikari，Robert E. Isaacs

颈胸椎和胸椎椎体前部病变占了病变的大部分。前路手术的发展动力源于结核对胸椎的影响[1]。尽管脊柱结核的发生在减少，但是胸椎还是占了病变的大部分。胸椎病变包括退变、感染、创伤、肿瘤和先天疾病。微创手术技术的发展带来了利用小切口完成胸椎手术的可行性。因为局部有胸锁关节、胸骨柄以及神经血管结构，所以上胸段(T1-4)进行切开手术或微创手术相对困难。微创手术是对传统的切开手术的改进。胸腔镜和椎体极外侧椎体融合术是目前主要的微创手术方法。

一、胸腔镜手术途径

Mark 等人最早报道了利用胸腔镜治疗胸椎疾病[2]。通过对活体猪模型进行试验，胸腔镜设备最初用来对组织进行活检以及椎体脓肿引流。然而，早在他们之前就有医师逐渐在腰椎利用内镜技术，比如在 1946 年[3]进行的间盘活检。胸腔镜手术已成为微创手术的主体，这方面已有很多报道并取得了不错的成果[4,5]。

1. 适应证与禁忌证

一般说来，胸腔镜脊柱手术指征与传统切开手术相同。手术适应证见表 4.1。间盘切除后进行胸部交感神经切除，已经成为胸腔镜手术的常规过程。通过对 Han 等人报道的 241 例胸腔镜手术进行回顾性研究，我们可以发现其中 164 例进行交感神经切除，60 例进行间盘切除术，5 例进行神经源性肿瘤切除，8 例进行椎体次全切除，2 例行前路手术，2 例进行活检[4]。

胸腔镜脊柱手术的禁忌证是严重的呼吸功能不全、高气道压力、多次前胸手术继发瘢痕和粘连以及不能忍受单肺通气的患者。

2. 胸腔镜脊柱手术

(1)手术室的建立和患者体位摆放

手术室应按常规标准建立，与其他专业进行胸腔镜手术的要求相似，同时患者的体位可摆放成头低脚高或头高脚低位。手术床应允许术中进行 X 线透过。在进

表 4.1　胸腔镜脊柱手术适应证

退变	创伤	感染	畸形	肿瘤	其他
椎间盘突出	骨折固定与复位	清除活检	前路进行脊柱侧凸与后凸	原位癌与转移癌的清除、活检	交感神经切除、胸廓成形

行双腔导管插管后,患者可换成侧卧位。尽管多数手术医生习惯右侧入路,但主动脉以及奇静脉的解剖位置决定了最终的手术入路。所有身体受压的部位应用垫子垫好。对于高位胸腔入路,肩关节屈曲要超过 90°,同时腋窝要备皮。假如需要进行骨移植,同时要将髂前上棘皮肤备皮。脊柱手术医师与一助(通常是胸科手术医师)站在患者的腹侧,并面对一台显示器。第三助手站在患者背侧,同时面对另一台显示器。手术室护士站在第三助手的左侧或右侧。

(2)设备

尽管胸腔镜手术器械由于术者选择不同的术式而不同,但大多数胸腔镜手术包括一个 30°内镜(成人直径为 10mm,儿童为 5mm)、肺叶牵开器、谐波电刀、长头电凝装置、Cobb 起子、刮匙、咬骨钳、冲洗吸引装置,以及带有高速骨钻的内镜。应用 3~4 个直径为 10~12mm,长度 50mm 的套管针进入胸腔。

(3)手术技术

进行手术的椎体要通过透视进行定位,间盘以及椎体的前后面要在患者的皮肤上做出标记。胸腔镜第一个入口需在腋中线与第 6、第 7 或第 8 肋间交界处沿肋间取一个 1~2cm 切口。然后应用内镜来暴露胸膜并分辨同侧塌陷的肺组织。将已经固定在病理部位的套管针的上或下三个肋间隙处放置套管针。然后根据手术指征来决定下一步治疗,下面将分别描述。

(4)间盘突出的手术治疗

根据透视下准确定位,手术入路位于突出的间盘旁边。中心型间盘突出的患者一般从间盘右侧进入。套管针要在直视下放置。然后用牵开器将肺牵开,因为在 T11 水平以上是肋骨附着部,所以用高速磨钻、骨凿或咬骨钳去除肋骨头约 2~3cm 的部分。肋骨头通过松解肋横韧带进行脱节。应用磨钻和咬骨钳去除椎弓根上方的一小部分以进入髓腔。在柱腔的腹侧面会产生一个缺口。在直视下,利用刮匙将突出的髓核从硬脊膜处去除。利用胸腔镜将探针放置在间盘处来确定减压的范围。应用胸腔导管能防止肺再次膨胀并利于伤口关闭。

(5)胸腔镜治疗脊柱畸形

应用内镜技术能对脊柱侧凸以及驼背进行治疗,可以运用胸腔镜将所有软组织剥离[6]。纵行切开覆盖在侧凸脊柱曲线顶点的胸膜。接下来要穿过静脉丛,仔细地切除单个或多个突出间盘,避免损伤脊柱的血供。在对侧凸凹面的纵行韧带松解前,要辨认出奇静脉并进行保护。进行充分止血后,放置一个 24 号胸导管进行伤口关闭。

(6)胸腔镜治疗骨折

胸椎以及胸腰段骨折能通过胸腔镜的治疗取得良好的结果。与患有间盘突出以及畸形的患者相比,骨折的患者易合并外伤。同样,在手术之前,要尽一切努力维

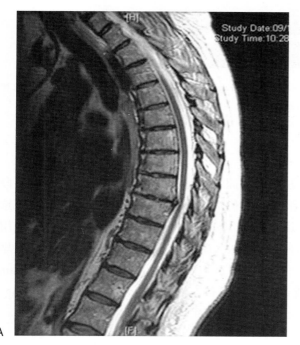

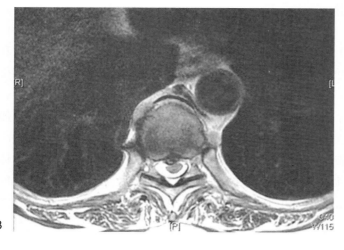

图 4.1　(A)矢状面和(B)冠状面 T2 加权像显示,T8-9 间盘通过胸腔镜摘除。(待续)

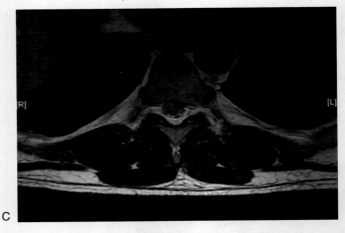

图 4.1（续） （C）冠状面 T2 加权像显示，突出的间盘不适合胸腔镜手术，因为局部有主动脉和奇静脉通过。这个间盘最后通过侧后路手术切除。

持患者情况的稳定。

在将患者按照之前描述的方法将体位固定好之后，要运用内镜将骨折的节段以及邻近节段进行定位。然后在骨折中心建立一个 10mm 的通道。右侧入路最好选在 T4-8，左侧入路选在胸 T9-L2，目的是能松解膈肌。将 4 个套管针依次插入。应用扇形撑开器，可以在内镜帮助下将骨折部位暴露并确认。扇形撑开器的扇叶能将塌陷的肺撑开。可以应用器械对骨折处进行复位固定，比如 MACS-TL（B.Braun Medical Inc., Bethlehem, PA）或 Z–型钢板系统（Medtronic, Sofamor Daneck, Inc., Memphis, TN）。在拔出气管插管之前要进行侧位以及前后位的 X 线透视。

二、微创极外侧椎体融合术

微创极外侧椎体融合术为治疗胸椎前部疾病提供了微创途径。整个过程要和中线呈 90°或保持真正的侧位，从而治疗脊柱疾病，比如退变、脊柱侧凸、创伤、感染和肿瘤（图 4.2）。

在肺没有完全呼气时，进行标准的单腔气管插管。在插管之后，患者要摆成侧位，身体受压的部位要垫好。在将患者垫好以及铺单之前，要拍摄真正的侧位平片。一定要确保椎体间隙和椎体与地面呈 90°的夹角。将要进行手术的椎体间隙或椎体在患者皮肤上做出标记。患者要在无菌环境下做好准备并铺单。在准备进行手术的椎体上方取一个长约 2~2.5cm 的切口。切开之后，在要进行手术的椎体上方将胸廓切开一个小口，制造一个气胸的环境，此时患者会窒息一会儿。术者用手指将肺组

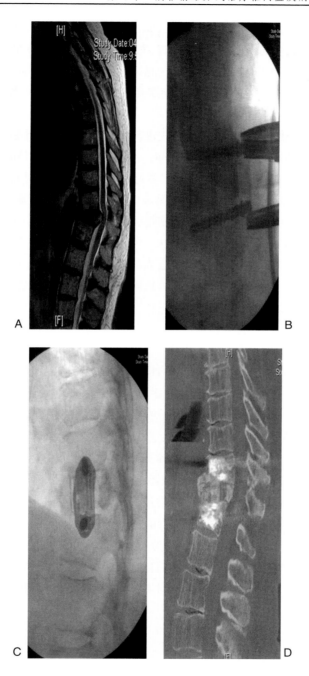

图 4.2　图示微创极外侧椎体融合术过程。(A)磁共振 T2 加权像显示肿瘤造成 T11 椎体病理性骨折,脊髓受压,脊柱后凸畸形。(B)术中 X 线片显示 T11 椎体次全切除,然后植入椎间融合器,同时在 T10 和 T12 椎体内放置螺钉。(C)侧位 X 线片显示椎体高度恢复。(D)术后 1 年 CT 检查后可见椎体融合同时畸形已经纠正。

织拨开,使其避免损伤,然后(通常是第二步)把扩张器放置在椎体上方。将扩张器安全地放置好之后,要进行 X 线定位检查,对工作通道进行必要的位置调整。按顺序进行扩张之后,一个工作通道将会建立起来。在放置撑开器时,进行间断通气是必要的。与此同时,放置好的撑开装置能避免肺组织出现在手术视野内。除非撑开器需要调整,否则要一直持续通气。

在进行充分的暴露之后,按标准术式进行间盘切除。假如计划进行椎体次全切除,部分动脉就要切断。按从前向后的方向,应用高速磨钻、咬骨钳和刮匙慢慢去除椎体,在脊椎管腹部制造一个大的缺损。要避免损伤脊柱。在进行椎体切除过程中要定时进行正位以及侧位 X 线透视,以保证内固定物位置的准确性。一旦完成了椎体切除以及相关的间盘切除,要将后纵韧带去除以达到充分减压的目的。然后将假体间盘植入。撑开器能将有限的间隙扩大。可以考虑用螺钉固定。在单一或多个间盘切除手术中,要消除手术开始阶段会造成的医源性气胸,在进行 X 线检查明确气胸已经消除后,可以在复苏室里将胸导管拔除。冲洗伤口后连续缝合。

三、讨论

微创手术治疗胸椎前部疾病给这些具有挑战性的疾病提供了巨大的帮助。尽管可视胸腔镜最初应用于单一间盘切除手术,但这种技术已经扩展到治疗复杂骨折、畸形、肿瘤和退行性疾病。与传统开放手术相比,内镜下脊柱手术具有显著优点。微创手术治疗胸部脊柱的优点包括:①较小的切口;②对胸壁破坏降低,导致出血减少,感染发生减少,术后疼痛减轻,肺不张患者的呼吸功能改善,以及住院时间缩短[8,9];③利用放大 30 倍的内镜能增强影像。

尽管前面提到了各种优点,但是在尝试完成微创手术时仍要考虑到一些缺陷。这些新的手术方式对手术医师以及手术组成员来说提供了一个新的学习方向。不正确的学习方法会给经验不足的医师带来很多麻烦,可能产生各种并发症并且延长手术时间。建议进行尸体实际操作并且随时由胸科手术医师进行协助。在胸腔镜手术过程中,双腔导管和单肺机械通气对麻醉医生来说也是挑战。

四、总结

胸腔镜手术与极外侧椎间融合术(微创极外侧椎体融合术)相比,受到多种因素的影响。神经根病变越严重,就越需要运用胸腔镜进行辅助。坚硬的钙化间盘需要通过胸腔镜或微创极外侧椎体融合术进行切除,但是胸腔镜手术能提供更好的视野以及更全面的病例分析。微创极外侧椎体融合术对于肺功能不全的患者来说具有优势，即不会使同侧的肺塌陷。胸腔镜手术适用于多节段内固定以及减压手术。最后，同时也最重要的是，手术医师操作技术的熟悉程度将成为选择胸腔镜手术或微创极外侧椎体融合术手术的关键因素。

治疗胸椎前部疾病的微创手术具有之前提到的优点，它为那些不能耐受传统手术方式的患者提供了一个更好的选择。尽管学习的过程很艰苦，但是一旦掌握，那么经过仔细挑选的患者就能通过微创手术来治疗胸椎前部疾病了。

（王弢 蔡迎 译　李世民 校）

参考文献

1. Hodgson AR, Stock FE, Fang HS, Ong GB. Anterior spinal fusion: the operative approach and pathological findings in 412 patients with Pott's disease of the spine. Br J Surg 1960;48:172–178

2. Mack MJ, Regan JJ, Bobechko WP, Acuff TE. Application of thoracoscopy for diseases of the spine. Ann Thorac Surg 1993;56:736–738

3. Lindblom K. Diagnostic puncture of intervertebral disks in sciatica. Acta Orthop Scand 1948;17: 231–239

4. Han PP, Kenny K, Dickman CA. Thoracoscopic approaches to the thoracic spine: experience with 241 surgical procedures. Neurosurgery 2002;51(5, Suppl):S88–S95

5. Beisse R, Mückley T, Schmidt MH, Hauschild M, Bühren V. Surgical technique and results of endoscopic anterior spinal canal decompression. J Neurosurg Spine 2005;2:128–136

6. Regan JJ, Mack MJ, Picetti GD III. A technical report on video-assisted thoracoscopy in thoracic spinal surgery: preliminary description. Spine (Phila Pa 1976) 1995;20:831–837

7. Khoo LT, Beisse R, Potulski M. Thoracoscopic-assisted treatment of thoracic and lumbar fractures: a series of 371 consecutive cases. Neurosurgery 2002;51(5, Suppl):S104–S117

8. Ferson PF, Landreneau RJ, Dowling RD, et al. Comparison of open versus thoracoscopic lung biopsy for diffuse infiltrative pulmonary disease. J Thorac Cardiovasc Surg 1993;106:194–199

9. Landreneau RJ, Hazelrigg SR, Mack MJ, et al. Postoperative pain-related morbidity: video-assisted thoracic surgery versus thoracotomy. Ann Thorac Surg 1993;56:1285–1289

术治疗腰椎间盘突出症的金标准[7,8]。用这种方法进行一个节段的手术需 5~10cm 的皮肤切口，脊柱旁肌肉骨膜下剥离，可能导致术后显著腰背痛和肌肉痉挛。如果出现过多的峡部或关节突切除，随后的后路椎板切开和内侧椎间关节切除可能导致失稳。慢性疼痛或严重的不稳往往需要随后腰椎融合治疗[1,2,9-11]。

Yasargil 和 Caspar 在 1977 年引入了显微外科技术，手术显微镜能提供更好的手术视野，减少皮肤切口和椎板切除范围，从而最大限度地减少相邻的运动节段创伤，减轻术后疼痛。然而，显微椎板切开技术与传统椎板切除术二者均使用棘突旁肌肉骨膜下剥离，应用相似类型的拉钩，存在产生严重术后背部疼痛和肌肉痉挛的可能[12,13]。文献表明，经长期的临床验证，与开放式腰椎间盘切除术相比，显微外科技术手术时间更短，术中出血更少，减少了患者住院时间，患者的满意度提高[13-16]。这表明，将来进一步减少切口的大小和肌肉解剖应遵循同样的原则。

微创显微椎间盘切除术利用肌肉扩张管状套管系统，通过对显微椎间盘切除术传统工具和技术的改进，可应用于神经根减压。这种方法首先由 Foley 和 Smith 在 1997 年使用，与传统的开放和显微方法相比最大限度地减少了相关的症状。毫不夸张地说，手术视野更清晰[17,18]。微创显微腰椎椎板切除术的比较研究已证明，其可缩短住院时间，减少术中出血和术后镇痛药的使用，并能使患者更快地恢复工作。经短期和长期的临床观察发现，术后并发症的发生率并无显著性差异[16-20]。而且，已经证实术后并发症的发生率与开放式显微椎间盘切除术并无显著性差异[18,21]。重要的是，虽然微创显微腰椎椎板切除术是一种相对较新的技术，但目前主流学者经过短期和长期的文献报道，建议在解决腰椎间盘突出症的神经系统症状时使用微创显微腰椎椎板切除术[18,20-22]。

与开放的显微外科技术相比，微创技术具有几个关键的优势。椎间盘切除术是通过一个小切口，不需骨膜下剥离椎旁肌肉，避免了在开放式椎板切除术中必要的两侧牵拉。尤其是对于多节段间盘疾病，显微手术需要一个很大的切口，而微创技术则相反。通过扩张套管，仅需在两个病变节段中部做一个 2cm 甚至更小的切口，通过套管向上或向下操作。与开放操作相比，这种技术减少了脊柱旁肌肉的机械损伤，已被证明有助于减少术后疼痛和肌肉痉挛[18,20-22]。此外，肌肉扩张方法总体要求组织剥离少，因此可以减少组织损伤和残余炎症及瘢痕，这些变化已经证明可以减少开放性腰椎椎板切除术后的背部疼痛[23-25]。

根据我们的经验，一般采用微创显微椎间盘切除术的患者状态较为理想。尽量减少肌肉解剖程度以及切口大小，已经被证实对术后恢复具有影响，特别是肥胖和老年患者。过去他们经常会出现如破坏组织的完整性、延迟伤口愈合，减少术后活动度等术后并发症。已知微创方法的优势包括减少围手术期麻醉药物的使用，组织创伤的减少，感染发生率下降，特别是有利于肥胖患者群。体重指数(BMI)大于或等于 30kg/m² 是已知的脊柱外科手术感染并发症增加的危险因素[26]。这些患者有多余的皮下组织,往往需要延长手术切口以达到足够的手术暴露,增加了术后伤口愈合不良的风险,减少了活动度[27,28]。而微创技术应用肌肉撑开的方法有利于软组织的剥离和牵开, 大大缩小了肥胖患者为了充分暴露而进行相关解剖时需要的切口(图 5.1A~C)。一个小的切口可使组织创伤和随后的瘢痕形成减少,促进伤口愈合, 增加术后的活动度, 这反过来又降低了这些高危人群的伤口破裂和感染的风险。中老年人肌肉撑开的方法对术前脊柱旁肌肉显著萎缩有额外的好处。广泛的肌肉剥离可以影响脊柱旁肌肉组织的血液供应和生存能力, 进一步造成组织损伤导

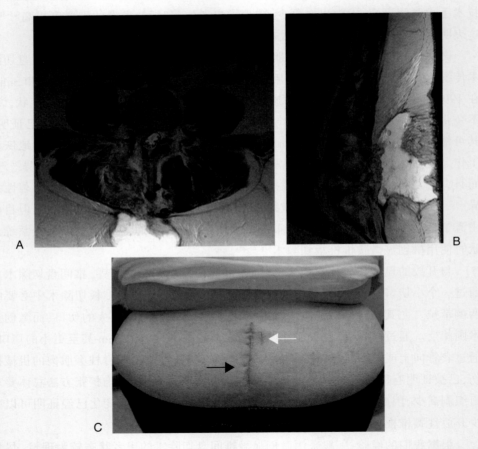

图 5.1　一位 47 岁女性患者体重指数为 33kg/m²,右下肢神经根病变,接受了 L4-5 开放性椎间盘切除术。(A)轴位和(B)矢状位 T2 加权磁共振图像显示了复发的 L4-5 椎间盘突出,硬膜囊和右侧 L5 神经根挤压,以及术后广泛的椎旁肌肉炎症和皮下脂肪坏死、积液。随后进行 L4-5 旁正中入路的显微椎间盘切除术。(C)不良愈合的位于中线的大型开放式椎间盘切除术切口(黑色箭头)和右侧微创切口(白色箭头)。

致术后疼痛和虚弱,危及患者。而肌肉撑开技术对椎旁肌肉损害有限,失血减少,从而改善了术后的恢复[25,26,29,30]。

对于极外侧椎间盘突出症的患者,传统方法是从中线进入,然后进行广泛的骨膜下肌肉和骨切除以便使间盘充分暴露。应用肌肉撑开也可以实现这一目的。极外侧型腰椎间盘突出只占腰椎间盘突出症的 2%~12%, 但却是引发腰椎神经根病的一个重要原因。因为困难的增加,外侧椎板、相邻的椎弓根峡部以及关节侧方入路成为了手术治疗脊椎外科医生技术的挑战。极外侧椎间盘突出的正中线入路需要充分的骨膜下暴露,部分去除一侧或双侧骨结构。旁正中入路对于暴露间盘侧方是有益的,因为它直接针对病灶,避免了峡部和关节的去除。传统的方法仍需要广泛的肌肉剥离和牵拉[24,31,32]。微创分裂肌肉管状扩张器的使用解决了这些问题,是唯一适合这种突出的方法(图 5.2)。管状牵开系统通过肌肉和关节突关节上部清楚地显示神经孔、神经根、椎间盘,从而最大限度地减少术后肌肉痉挛、关节不稳和神经结构创伤[32]。管状牵开的做法,也最大限度地减少手术后瘢痕的形成,从而提供更大的临床症状改善。一些学者提出了纤维化和瘢痕形成可能在椎间盘切除后引发持续或反复发作的根性疼痛[24]。对于极外侧椎间盘突出症,切口距中线旁开 4cm。让一根骨圆针在透视下到达横突交界处和峡部头侧。肌肉通过扩张器分离,工作通道指向患病的间盘。Voyadzis 等人回顾了最近 20 例应用微创方法治疗的极外侧椎间盘突出症患者。20 例中 14 例根据 MacNab 标准评价为优,而其余的 6 例为良。平均住院 8 小时,估计失血 30mL[33]。

微创的方法对于曾经历腰椎间盘切除手术或椎板减压的患者以及椎间盘突出复发的患者也是有利的。根据不同统计方法和随访时间,腰椎间盘突出症间盘切除术后复发的比例为 1%~27%[34-37]。因为持续性的根性疼痛或神经功能缺损,这些患

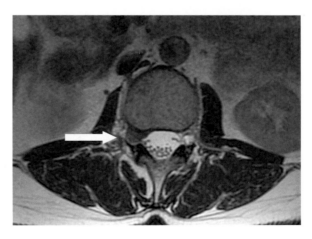

图 5.2 轴位 T2 加权磁共振成像揭示了极外侧椎间盘突出症(白色箭头),非常适合微创手术方法。

者往往需要再次手术。然而,之前手术形成的瘢痕组织可以掩盖传统的解剖标志,使未来的手术切除更具挑战性,并会增加术后疼痛、需要硬膜切开、神经根损伤和症状未能缓解的可能性,最终需再次进行手术[36,38,39]。对于这些接受过间盘突出手术的患者,应用微创方式可以避免进行肌肉瘢痕组织的剥离成形,用外侧切口直接针对病灶。应用管状牵开系统避开了原有手术区域,将工作通道直接通向责任间盘椎间(图 5.3)。通过管状牵开器在前次手术已经损伤的肌肉与内侧面之间用直刮匙可以做一通道。任何进行过这种骨膜下剥离暴露而需二次手术的外科医生都知道肌肉纤维化及瘢痕是广泛的,可以阻碍后续操作。评估后椎旁肌肉微创椎间盘切除术的一些研究已经证明可以减少瘢痕、纤维化和萎缩[23-25]。

对于某些患者,我们更愿意应用开放式间盘切除而非微创显微技术。对于年轻、体瘦、健康的单一节段间盘病变患者,开放式显微手术与微创技术效果相当。不过,我们发现当矢状位 MRI 测量皮肤与关节面的直线距离小于 4cm 时,应用微创管状牵开可以产生肌肉蠕动。在这种情况下,传统手术可能更适宜。经验丰富的医师可以使用数量有限的骨膜下剥离的管状牵开器,以帮助减少肌肉蠕变。Art 等人最近进行了一项双盲随机对照试验,比较单节段腰椎神经根病变微创显微椎间盘切除术与传统开放显微椎间盘切除术。在这个精心设计和方法得当的研究中,研究人员发现,两个治疗组在术后恢复时间方面没有显著差异[42]。对于外科医生进行微

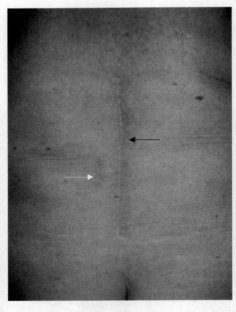

图 5.3　一位 56 岁的男子,因椎管狭窄接受过多节段椎板切除手术(黑色箭头)。因为左侧急性 L4-5 间盘突出,在旁正中切口应用微创套管技术避开了瘢痕组织(白色箭头)。

创手术的经验,研究并没有明确的规定。复发性椎间盘突出症或有显著并发症的患者被排除在这项研究外,BMI 平均值微创手术为 26.0 而传统手术为25.4。值得注意的是,Arts 等人应用正中切口,而两种技术均需进行骨膜下肌肉剥离。之前应用旁正中切口进行随机对照试验比较两种手术时已经发现, 微创技术可以减轻术后疼痛,减少住院时间[18,21,43]。

四、结论

微创显微椎间盘切除术是一种有效治疗下肢一或两个节段神经根型腰椎间盘突出症的手术方法。这种方法用较小切口直达病灶,使用肌肉撑开技术减少肌肉剥离,从而减少术后背部疼痛和肌肉痉挛,保护相邻运动节段,减少住院天数。这些特点使这种方法成为极外侧椎间盘突出症的治疗和复发性椎间盘突出症, 肥胖和老年患者的理想选择。而对于瘦弱、年轻、相对健康的患者,开放和微创方法可能差别不大。

(董立平 译 李世民 校)

参考文献

1. Weber H. The natural history of disc herniation and the influence of intervention. Spine (Phila Pa 1976) 1994;19:2234–2238

2. Yorimitsu E, Chiba K, Toyama Y, Hirabayashi K. Long-term outcomes of standard discectomy for lumbar disc herniation: a follow-up study of more than 10 years. Spine (Phila Pa 1976) 2001;26:652–657

3. Perez-Cruet MJ, Fessler RG, Perin NI. Review: complications of minimally invasive spinal surgery. Neurosurgery 2002;51(5, Suppl):S26–S36

4. Le H, Sandhu FA, Fessler RG. Clinical outcomes after minimal-access surgery for recurrent lumbar disc herniation. Neurosurg Focus 2003;15:E12

5. Fessler RG, Khoo LT. Minimally invasive cervical microendoscopic foraminotomy: an initial clinical experience. Neurosurgery 2002;51(5, Suppl):S37–S45

6. Foley KT, Smith MM, Rampersaud YR. Microendoscopic discectomy. In: Operative Neurosurgical Techniques, eds. Schmidek and Sweet. Philadelphia, PA: WB Saunders; 1995:2246–2256

7. Love JG. Removal of protruded intervertebral disc without laminectomy. Proc Staff Meet Mayo Clin 1939;14:800–805

8. Mixter WJ, Barr JS. Rupture of the intervertebral disc with involvement of the spinal canal. N Engl J Med 1934;211:210–215

9. Abramovitz JN, Neff SR. Lumbar disc surgery: results of the Prospective Lumbar Discectomy Study of the Joint Section on Disorders of the Spine and Peripheral Nerves of the American Association of Neurological Surgeons and the Congress of Neurological Surgeons. Neurosurgery 1991;29:301–307

10. Daneyemez M, Sali A, Kahraman S, Beduk A, Seber N. Outcome analyses in 1072 surgically treated lumbar disc herniations. Minim Invasive Neurosurg 1999;42:63–68

11. Davis RA. A long-term outcome analysis of 984 surgically treated herniated lumbar discs. J Neurosurg 1994;80:415–421

12. Caspar W. A new surgical procedure for lumbar disc herniation causing less tissue damage through a microsurgical approach. In: Advances in Neurosurgery, eds. Wollenweber, Brock, Hamer, Klinger, Spoerri. Berlin, Germany: Springer-Verlag; 1997:74–77

13. Caspar W, Campbell B, Barbier DD, Kretschmmer R, Gotfried Y. The Caspar microsurgical discectomy and comparison with a conventional standard lumbar disc procedure. Neurosurgery 1991;28:78–86

14. Findlay GF, Hall BI, Musa BS, Oliveira MD, Fear SC. A 10-year follow-up of the outcome of lumbar microdiscectomy. Spine (Phila Pa 1976) 1998;23:1168–1171

15. Türeyen K. One-level one-sided lumbar disc surgery with and without microscopic assistance: 1-year outcome in 114 consecutive patients. J Neurosurg 2003;99(3, Suppl):247–250

16. Katayama Y, Matsuyama Y, Yoshihara H, et al. Comparison of surgical outcomes between macro discectomy and micro discectomy for lumbar disc herniation: a prospective randomized study with surgery performed by the same spine surgeon. J Spinal Disord Tech 2006;19:344–347

17. Perez-Cruet MJ, Foley KT, Isaacs RE, et al. Microendoscopic lumbar discectomy: technical note. Neurosurgery 2002;51(5, Suppl):S129–S136

18. Righesso O, Falavigna A, Avanzi O. Comparison of open discectomy with microendoscopic discectomy in lumbar disc herniations: results of a randomized controlled trial. Neurosurgery 2007;61:545–549

19. Muramatsu K, Hachiya Y, Morita C. Postoperative magnetic resonance imaging of lumbar disc herniation: comparison of microendoscopic discectomy and Love's method. Spine (Phila Pa 1976) 2001;26:1599–1605

20. Palmer S. Use of a tubular retractor system in microscopic lumbar discectomy: 1 year prospective results in 135 patients. Neurosurg Focus 2002;13:E5

21. Ryang YM, Oertel MF, Mayfrank L, Gilsbach JM, Rohde V. Standard open microdiscectomy versus minimal access trocar microdiscectomy: results of a prospective randomized study. Neurosurgery 2008;62:174–181

22. German JW, Adamo MA, Hoppenot RG, Blossom JH, Nagle HA. Perioperative results following lumbar discectomy: comparison of minimally invasive discectomy and standard microdiscectomy. Neurosurg Focus 2008;25:E20

23. Huang TJ, Hsu RW, Li YY, Cheng CC. Less systemic cytokine response in patients following microendoscopic versus open lumbar discectomy. J Orthop Res 2005;23:406–411

24. Almeida DB, Prandini MN, Awamura Y, et al. Outcome following lumbar disc surgery: the role of fibrosis. Acta Neurochir (Wien) 2008;150:1167–1176

25. Lee SH, Chung SE, Ahn Y, Kim TH, Park JY, Shin SW. Comparative radiologic evaluation of percutaneous endoscopic lumbar discectomy and open microdiscectomy: a matched cohort analysis. Mt Sinai J Med 2006;73:795–801

26. Patel N, Bagan B, Vadera S, et al. Obesity and spine surgery: relation to perioperative complications. J Neurosurg Spine 2007;6:291–297

27. Cole JS IV, Jackson TR. Minimally invasive lumbar discectomy in obese patients. Neurosurgery 2007;61:539–544

28. Rosen DS, Ferguson SD, Ogden AT, Huo D, Fessler RG. Obesity and self-reported outcome after minimally invasive lumbar spinal fusion surgery. Neurosurgery 2008;63:956–960

29. Rosen DS, O'Toole JE, Eichholz KM, et al. Minimally invasive lumbar spinal decompression in the elderly: outcomes of 50 patients aged 75 years and older. Neurosurgery 2007;60:503–509

30. Shin DA, Kim KN, Shin HC, Yoon H. The efficacy of microendoscopic discectomy in reducing iatrogenic muscle injury. J Neurosurg Spine 2008;8:39–43

31. Tessitore E, de Tribolet N. Far-lateral lumbar disc herniation: the microsurgical transmuscular approach. Neurosurgery 2004;54:939–942

32. Kotil K, Akcetin M, Bilge T. A minimally invasive transmuscular approach to far-lateral L5–S1 level disc herniations: a prospective study. J Spinal Disord Tech 2007;20:132–138

33. Voyadzis JM, Gala VC, Sandhu FA, Fessler RG. Minimally invasive approach for far lateral disc herniations: results from 20 patients. Minimally Invasive Neurosurgery 2010. In press.

34. Watters WC III, McGirt MJ. An evidence-based review of the literature on the consequences of conservative versus aggressive discectomy for the treatment of primary disc herniation with radiculopathy. Spine J 2009;9:240–257

35. McGirt MJ, Ambrossi GL, Datoo G, et al. Recurrent disc herniation and long-term back pain after primary lumbar discectomy: review of outcomes reported for limited versus aggressive disc removal. Neurosurgery 2009;64:338–344

36. Isaacs RE, Podichetty V, Fessler RG. Microendoscopic discectomy for recurrent disc herniations. Neurosurg Focus 2003;15:E11

37. Le H, Sandhu FA, Fessler RG. Clinical outcomes after minimal-access surgery for recurrent lumbar disc herniation. Neurosurg Focus 2003;15:E12

38. Suk KS, Lee HM, Moon SH, Kim NH. Recurrent lumbar disc herniation: results of operative management. Spine (Phila Pa 1976) 2001;26:672–676

39. Ahn Y, Lee SH, Park WM, Lee HY, Shin SW, Kang HY. Percutaneous endoscopic lumbar discectomy for recurrent disc herniation: surgical technique, outcome, and prognostic factors of 43 consecutive cases. Spine (Phila Pa 1976) 2004;29:E326–E332

40. Hoogland T, van den Brekel-Dijkstra K, Schubert M, Miklitz B. Endoscopic transforaminal discectomy for recurrent lumbar disc herniation: a prospective, cohort evaluation of 262 consecutive cases. Spine (Phila Pa 1976) 2008;33:973–978

41. Swartz KR, Trost GR. Recurrent lumbar disc herniation. Neurosurg Focus 2003;15:E10

42. Arts MP, Brand R, van den Akker ME, Koes BW, Bartels RH, Peul WC; Leiden-The Hague Spine Intervention Prognostic Study Group (SIPS). Tubular diskectomy vs conventional microdiskectomy for sciatica: a randomized controlled trial. JAMA 2009;302:149–158

43. Brock M, Kunkel P, Papavero L. Lumbar microdiscectomy: subperiosteal versus transmuscular approach and influence on the early postoperative analgesic consumption. Eur Spine J 2008;17:518–522

29. 待添加的隐藏文字内容1 EY, Shin YJ, Won MH, Oh SH, Yeo JH, Kim EJ. Percutaneous endoscopic lumbar discectomy for highly migrated disc herniation. J Korean Neurosurg Soc. 2012;52(3):228-31.

30. Wang H, Zhou Y, Li C, Liu J, Xiang L. Risk factors for failure of single-level percutaneous endoscopic lumbar discectomy. J Neurosurg Spine. 2015;23(3):320-5.

31. Smith ZA, Fessler RG. Paradigm changes in spine surgery: evolution of minimally invasive techniques. Nat Rev Neurol. 2012;8(8):443-50.

32. Phillips FM, Slosar PJ, Youssef JA, Andersson G, Papatheofanis F. Lumbar spine fusion for chronic low back pain due to degenerative disc disease: a systematic review. Spine. 2013;38(7):E409-22.

33. Mroz TE, Lubelski D, Williams SK, O'Rourke C, Obuchowski NA, Wang JC, et al. Differences in the surgical treatment of recurrent lumbar disc herniation among spine surgeons in the United States. Spine J. 2014;14(10):2334-43.

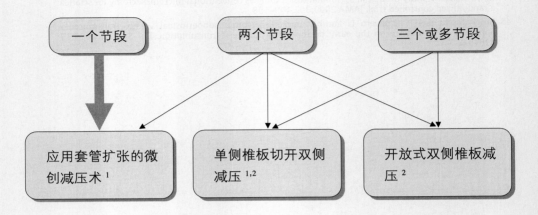

[1] 保护这些后方的韧带结构,可能减少医源性失稳,特别是对于不适合进行融合的滑脱或脊柱侧弯患者。

[2] 因为通过椎旁肌肉会产生肌肉蠕动,阻碍管状牵开器通过进而影响视野,所以消瘦患者由于撑开困难可能更适合于传统的中线骨膜下暴露方法。

第6章
椎管狭窄微创腰椎椎板切除术

Sathish J. Subbaiah, Richard G.Fessler, Jean-Marc Voyadzis, Faheem A.Sandhu

腰椎管狭窄症的定义是任何情况下导致的椎管和神经根出口狭窄。它可分为六大类,由 Arnoldi 等人确定,Katz 和 Harris 修订[1,2]。包括先天性狭窄,获得性狭窄,医源性狭窄,椎关节硬化性狭窄,创伤后狭窄及其他。一般认为,椎管狭窄是由伴随腰椎退变性疾病的一系列因素而引发的。退变的腰椎间盘持续性脱水进而失去弹性,最终才累及神经管。这就导致腰椎间盘高度丢失,间盘内容物"鼓鼓的"突向神经管,侧向累及侧隐窝和神经孔。在中央神经管侧方,慢性刺激和腰椎方面的压力导致关节肥大,往往形成骨赘和囊性变。这些变化加大了神经根出口的压力,并减少腰椎管的整个横截面面积。退行性改变也会导致椎管内背侧的黄韧带肥厚。此外,由于整个间盘的高度降低,黄韧带开始折叠并突向椎管。当患者伸展脊柱,后方的结构被压缩,加剧黄韧带屈曲导致临床症状的恶化。

先天性椎管狭窄患者症状往往会在 65 岁前出现,通常在 30~40 岁。这些患者由于先天发育不足导致出生时腰椎椎管横截面面积就狭窄。腰椎间盘退行性变化和关节面的耐受性不良,导致较早的出现神经系统症状。医源性椎管狭窄源于椎板切除术或腰椎融合。一项小样本的研究表明,腰椎融合后可导致相邻上位和下位节段加速退变[3]。

一、术前评估

腰椎管狭窄手术的理想人群是非手术治疗彻底失败,具有腰椎间歇性跛行典型症状的老年患者。这些患者主诉背部及双侧臀部疼痛,严重限制了他们的行走能力。这种疼痛常放射到各种皮节分布的大腿和小腿。疼痛集中在双侧臀部,站立或行走时加剧,坐位可逐步缓解,即典型的神经性跛行。疼痛可由坐姿到站立姿势出现,但往往开始于短时间站立或走动之后。脊椎的伸展经常加重疼痛,而弯曲的脊柱可使疼痛轻度缓解。这种"购物车"症,即患者描述的通过弯曲脊柱借助助行器或购物车行动而使得症状得以缓解的症状,对于确定腰椎管狭窄是有帮助的。详细的病史能帮助区分神经性跛行与血管性间歇性跛行。血管性跛行的患者一般不会有站立位时剧烈疼痛。且疼痛多见于行走时,尤其在上坡的时候,而且休息后立即缓解。血管性跛行患者骑自行车也可以出现疼痛,而腰椎管狭窄患者往往在弯腰骑自行车时无法重现他们的背部疼痛。

为了明确诊断,应拍摄腰椎正侧位、过屈和过伸位 X 线片。这些资料有助于快速识别腰椎退变范围,矢状面和冠状面的整体平衡,间盘高度损失的程度,终板硬化和小关节肥大的程度。此外,这些 X 线片可以排除存在腰椎前移以及腰椎节段之间存在任何不正常的运动。而这种运动存在与否,是腰椎管狭窄治疗方案中的一个关键点。接下来进行 MRI 检查,如无法进行 MRI 检查则需进行 CT 脊髓造影检查。虽然 CT 脊髓造影能更好地了解骨骼解剖结构和更清晰地观察小关节肥大情况,但它是一种侵入性手段并有一定的风险。MRI 可以清晰观察软组织解剖结构,包括腰椎间盘和黄韧带退行性改变的程度。在最严重的椎管狭窄节段,T2 脑脊液(CSF)信号完全消失(图 6.1A,B)。典型的"三叶草"样椎管可见于经轴位 T2 MRI 序列。这种表现是由前方的间盘突出,两侧的关节增大和后方的黄韧带增厚造成的。MRI 还能显示关节面的囊性变,即"滑膜囊",这也会加剧椎管狭窄。MRI 能够敏感地提示椎管狭窄的主要指征。病史和影像检查结果之间的联系是十分重要的。对无症状的患者进行的一项研究表明,经 MRI 检查发现腰椎管狭窄症的存在率高达 20%[4]。

二、开放式椎板减压术

最近一项前瞻性随机多中心研究已经表明,腰椎管狭窄症的手术治疗比非手术治疗具有更加显著的结果[5]。经典的手术治疗方法是开放的后路减压腰椎椎板切除术。通过在受累阶段做一正中切口进行。切开与皮肤切口相当的腰背筋膜,骨膜下剥离竖棘肌。自始至终,这些失神经支配的肌肉组织都被向两侧牵拉。然后切除棘突、棘上韧带、棘间韧带,去除双边椎板,内侧小关节复合体和黄韧带。直接暴露下充分减压椎管和神经根出口,彻底止血后闭合伤口。疏松缝合脊椎旁肌肉组织,紧密缝合腰背筋膜,然后缝合真皮层。有许多研究表明这种操作能够有效治疗腰椎管狭窄[6,7]。然而,这些操作中的缺点也是显而易见的。

第一,开放手术中剥离、去神经化、牵拉易导致神经损伤。第二,破坏了棘上和棘间韧带进而影响了稳定性。第三,通常进行的双侧内侧椎间关节切除可能严重影响脊柱稳定。最后,老年人手术后恢复期因开放手术而导致的并发症也是一个难以解决的问题。

三、双侧减压仅单侧椎板切开

在治疗椎管狭窄时,已经有一些步骤可以减少损伤。研究者首先提出了为保留

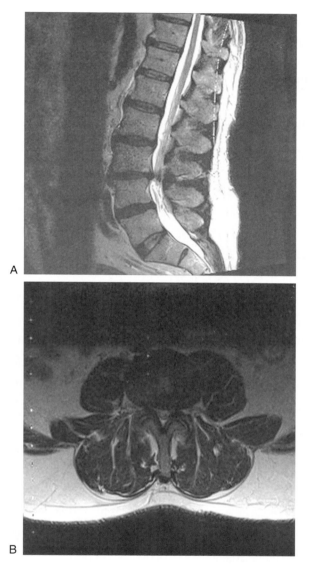

图 6.1　(A)矢状位和(B)经轴位 T2 加权磁共振成像显示 L3-4 腰椎管狭窄症,非常适合微创方法。

后柱进行双侧开放式椎板、椎间孔切开术[8]。之后又提出了进一步减少损伤的单侧椎板、椎间孔切开进行双侧减压,进而保留双侧肌肉[9]。应用这种方法要做一个正中切口,单侧骨膜下剥离,同侧椎板切开和内侧小关节切除,在椎板椎管内借助手术显微镜通过削弱椎板来进行对侧减压。可倾斜手术台可以为外科医生进行对侧减压提供更大的视野。这种技术可以保存后柱、对侧关节突关节和对侧肌肉组织。在一项应用单侧椎板切除、双侧减压治疗腰椎管狭窄的涉及 374 例患者的回顾性分析中,Costa 等人发现,87.9%的患者疗效显著,并且并发症发生率很低[10]。没有患者因医源性不稳而需要融合。

四、微创减压

两项重大的技术进步开创了现代微创脊柱外科手术。首先,为了能够有效地保留脊柱肌肉而引入了管状撑开系统。其次,显微镜和内镜技术的进步为手术提供了安全、清晰并可放大的视野。

2002 年,一项微创椎板切除技术被提出并很快在临床中得到验证。椎管狭窄显微内镜减压手术(MEDS)可以替代传统开放式椎板切除。MEDS 与开放式椎板切除一样,为患者完成了相同的治疗过程,实现腰椎管、神经根出口的减压,且没有明显缺点。下面将就手术技术进行详细说明。

患者术前应用抗生素,带入手术室,一般气管内麻醉诱导。不需要麻痹,因为在减压神经根出口时,有一些神经自主活动更有利。无需常规放置尿管。患者俯卧在可进行 X 线透视的 Jackson 手术台上,应用 Wilson 架。Wilson 架可以为之后的减压提供充分的椎板和关节牵开。所有受压部位应得到充分保护。颈部在整个手术中保持正直,眼睛不受任何压力。患者进行术前准备并铺单,将管状系统(例如 METRx 系统,Medtronic,Minneapolis,MN)在髋关节水平上固定于床边。C-臂无菌防护,进行正位透视。标记手术节段,画正中线,在距其 1.5cm 处做一垂直线。C-臂水平放置以获得脊柱侧位图像,射线发生部分放在术者对侧。

在侧位再次确定手术节段,应用加有肾上腺素的局麻药进行麻醉。做一穿刺切口,将骨圆针顺着切口插入至骨关节内侧,一般进到椎间的可能极小。透视可确定进入轨迹。完成后,在骨圆针上、下延伸 1cm 切口。沿骨圆针进入一组牵开器。将牵开器用力向下旋转,分离脊柱旁肌纤维。最细的牵开器通过后,去除骨圆针,应用大一号的牵开器进入。在此过程中,保持一个轻度向内侧的角度。透视确认,扩张器停在骨关节突和椎板上。将一个 18mm 或 20mm 的工作通道通过最后的扩张器固定到床边柔性臂上(图 6.2)。内镜白平衡,聚焦,固定。另外,可以使用手术显微镜,其优势在于有良好的三维视角。但显微镜的问题在于外科医生无法很好地跟随工作通道进行角度调整。

下一步就是用 Bovie 电刀进行关节突和椎板内侧剩余肌肉的清理。确定椎板边界,在减压前,用直或弯的刮匙分离韧带动脉和硬脊膜。用倾斜 Kerrison 咬骨钳从椎板下角开始椎板切除。去除黄韧带之后,再用 Kerrison 咬骨钳切除椎板侧边和内侧面复合体。对于关节严重肥大的患者,需要使用骨钻(例如 AM8,Midas Rex Institute,Fort Worth,TX)。侧方减压直到神经根孔,以达到对同侧行走根的充分减压。黄韧带在这里不需去除,以便保护其下的硬膜和神经根。

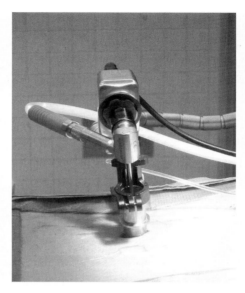

图 6.2　管状通道与内镜固定的手术位置。

经过对椎板、内侧关节突和神经孔的充分减压,工作通道向内侧转入棘突和对侧椎板下。这种运动与内镜三维视角结合可在对侧减压过程中提供清晰视野。如果使用显微镜,可以倾斜手术台来改善视角。再次用骨钻来钻棘突内侧面。在这里,黄韧带较薄弱,应用专门带防护罩的钻以保护硬膜。继续在对侧椎板下钻,保留黄韧带以保护硬膜。通过钻头和 Kerrison 咬骨钳的组合使用,可以减压到对侧侧隐窝和神经孔。在切除骨表面使用骨蜡以帮助止血。

骨性减压完成后,注意力转向小心地去除黄韧带。内镜回到最初的位置。用钝神经钩或倾斜的刮匙小心地分离韧带与硬膜。黄韧带在正中和鸟嘴处最薄。黄韧带在外侧隐窝覆盖硬膜和神经根孔,需用 Kerrison 咬骨钳小心去除。然后,用内镜观察对侧黄韧带并小心去除。去除前需仔细解剖避免出现脑脊液漏和神经损伤。用一个小的钝神经钩评估双边神经根孔减压情况。判断硬膜没有任何受压情况 (图6.3)。止血后,用抗生素盐水冲洗伤口。小心取出管状牵开器系统。在这个过程中检查肌肉和筋膜层,以识别任何出血,应用双极电凝烧灼。传统方式闭合筋膜及皮肤,伤口用 Dermabond(Ethicon, Inc.,Somerville, NJ)关闭。

对于两个节段的操作,可以在两个节段中部切口,将通道向上或向下移动。也可以每个节段单独进行。

MEDS 技术最初在尸体上进行试验,在 CT 下验证了其与开放式手术具有相似的效果[11]。多个临床试验比较了二者的疗效。第一个研究中两组各有 25 位患者接受手术。结果显示其疗效相近。MEDS 组有 16%背痛消失,68%症状改善,16%症状

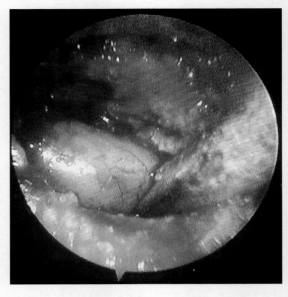

图 6.3　MEDS 术后内镜下检查硬膜搏动。Kerrison 咬骨钳用来清除上覆的黄韧带。

没有变化[12]。比对照组失血量更少(68mL 比 193mL),住院时间更短(42h 比 94h)。在最初的研究中,MEDS 组时间较长(109 分/节段比 88 分/节段)。而近期的研究中,48 人的 MEDS 组与 32 人的开放组数据是相近的。该研究也同样获得了手术失血减少,术后住院时间减少,术后疼痛减轻和使用麻醉剂减少的结果[13]。在这项 48 例患者的研究中,32 例进行长达 4 年的随访,88%在 4 年间症状改善良好。其他发表的文献也证实了良好的疗效[14-16]。

　　一旦熟练掌握 MEDS 技术, 就会发现该方法较标准的开放腰椎椎板切除术具有优势,并且是在不牺牲腰椎管和神经根减压的情况下[12,17]。MEDS 方法利用单侧扩张技术显示椎板和关节复合体, 没有对脊柱旁肌肉的剥离、血运阻断及去神经化。这导致两种方式的失血和术后疼痛有较大差别。MEDS 减少了对麻醉药物的需求,因此能使患者早期运动和手术恢复更快,能更快地出院并恢复正常活动。

　　术后的腰椎稳定性已经被证明与临床结果密切相关。MEDS 治疗腰椎管狭窄能保持手术后稳定性[18],因为保留对侧肌肉、棘上和棘间韧带等这些后柱的重要组成部分,对腰椎的稳定性发挥了显著的作用。对于传统的开放式椎板切除减压术,一项共 9664 例患者的研究表明,2 年再手术率是 5%,10 年是 11%[19]。虽然还需要更多的临床研究以验证长期的效果,但初步数据已显示 MEDS 再手术率要低得多。

　　MEDS 中,肌肉萎缩的发生明显少于开放式手术。此外,患者的生理应激激素水平明显较低[20,21]。这样可以降低“高风险”的患者,如高龄[22]和病态肥胖[23]患者的并发症发生率。最终,MEDS 的感染率极低[24]。

五、讨论

决定继续采用管状牵开器，而不用传统的中线骨膜下暴露腰椎管狭窄微创的方法取决于以下几个因素：病变范围（即节段数）、伴有腰椎滑脱或侧弯、体型或体重指数（BMI）以及外科医生的经验。一个或两个节段的中央型椎管狭窄能够用同一个 2cm 的切口，通过调整通道的头侧或尾侧进行微创手术（图 6.1A，B）。三个节段的手术就需要一个单独的通过脊柱旁肌肉的通道。两个独立的通道有可能造成更大程度的术后疼痛和肌肉痉挛，可能需要比传统手术更长的手术时间。因此，老年患者多节段不伴有滑脱或侧弯的椎管狭窄，最好还是应用正中切口，骨膜下剥离的方法（图 6.4A~C）。

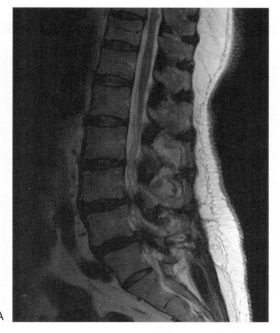

图 6.4 一位 67 岁的老年女性患者明显下肢无力。矢状位(**A**)和经轴位 T2 MRI 显示严重的 L3-4 椎管狭窄。（待续）

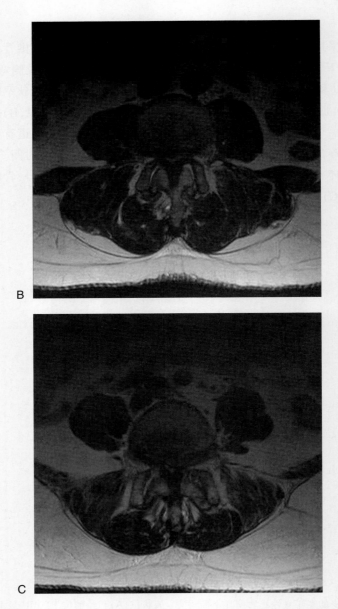

B

C

图 6.4(续) (B)L4-5 节段。(C)动态 X 线片未提示失稳。通过开放式椎板减压解除了症状。

　　患者如果有严重的椎管狭窄和伴随症状而无活动性失稳或侧弯，可通过微创进行减压而无需融合，从而保留了后方韧带（图 6.5 A~D）。这样可以减少潜在医源性不稳定[14]。如果病变累及两个节段以上，单侧椎板切开双侧减压是一个好的选

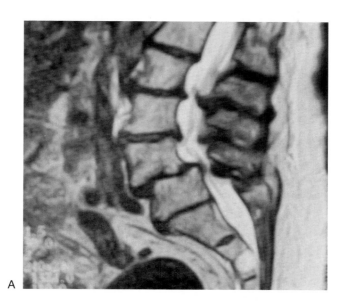

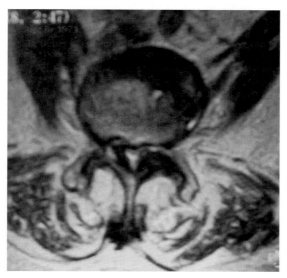

图 6.5　一位 86 岁老年女性，有较多的既往病史和严重的神经性跛行，没有背痛。(A)矢状位 (B) 经轴位 T2 加权磁共振影像学检查显示 L4-5 度滑脱伴严重狭窄。过屈、过伸位 X 线片显示无活动。随后进行了微创椎板切除减压术，下肢疼痛消失。随访 1 年后动态 X 线片未显示医源性失稳。（待续）

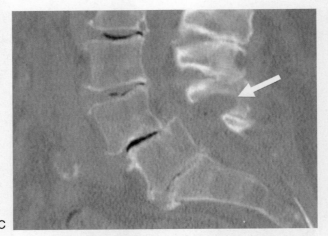

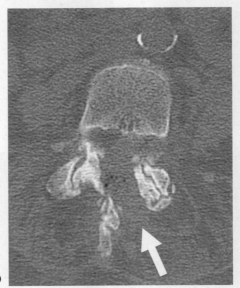

图 6.5(续)　(C)术后矢状位和(D)经轴位 CT 显示微创减压(白色箭头)。

择。这种方法保留了后柱和对侧关节突关节,在处理多节段疾患时,可能比两个单独切口各自处置更有效。

　　患者的体型和腰围可能影响手术方案的选择。体型消瘦,轴位中皮肤到关节面的平均距离小于 4cm 的患者不适用管状牵开,因为肌肉蠕动会影响视野。相反,肥胖患者因减少了组织剥离和伤口尺寸而更加适宜[24]。

　　对这些不适宜微创外科手术的患者,医生可能会选择开放手术治疗。另外一种观点认为进行微创应有开放手术基础。然而,MEDS 操作即使开始时间稍长,但短时间熟练后,所用时间也远少于开放式手术。此外,经过最初的学习之后,掌握其他微创技术会更加容易。从开放式手术转为单侧椎板切除双侧减压的学习曲线更加简单。

六、结论

腰椎管狭窄是脊柱外科医生常遇到的疾病。MEDS 在一个或两个节段中较开放手术更有优势。微创技术的主要问题是存在一个学习曲线。随着越来越多的外科医生熟悉微创减压，只需一些简单的修改来实现技术更新。对于多节段疾病，中线骨膜下暴露和减压可能是比较合适的。保留后柱和对侧结构的单侧椎板切除双侧减压的做法显著地降低了潜在的不稳定性。

（董立平　译　李世民　校）

参考文献

1. Arnoldi CC, Brodsky AE, Cauchoix J, et al. Lumbar spinal stenosis and nerve root entrapment syndromes: definition and classification. Clin Orthop Relat Res 1976;(115):4–5

2. Katz JN, Harris MB. Clinical practice: lumbar spinal stenosis. N Engl J Med 2008;358:818–825

3. Park P, Garton HJ, Gala VC, Hoff JT, McGillicuddy JE. Adjacent segment disease after lumbar or lumbosacral fusion: review of the literature. Spine (Phila Pa 1976) 2004;29:1938–1944

4. Jensen MC, Brant-Zawadzki MN, Obuchowski N, Modic MT, Malkasian D, Ross JS. Magnetic resonance imaging of the lumbar spine in people without back pain. N Engl J Med 1994;331:69–73

5. Weinstein JN, Tosteson TD, Lurie JD, et al; SPORT Investigators. Surgical versus nonsurgical therapy for lumbar spinal stenosis. N Engl J Med 2008;358:794–810

6. Jönsson B, Annertz M, Sjöberg C, Strömqvist B. A prospective and consecutive study of surgically treated lumbar spinal stenosis, II: Five-year follow-up by an independent observer. Spine (Phila Pa 1976) 1997;22:2938–2944

7. Cirak B, Alptekin M, Palaoglu S, Ozcan OE, Ozgen T. Surgical therapy for lumbar spinal stenosis: evaluation of 300 cases. Neurosurg Rev 2001;24:80–82

8. Joson RM, McCormick KJ. Preservation of the supraspinous ligament for spinal stenosis: a technical note. Neurosurgery 1987;21:420–422

9. Spetzger U, Bertalanffy H, Reinges MH, Gilsbach JM. Unilateral laminotomy for bilateral decompression of lumbar spinal stenosis, II: Clinical experiences. Acta Neurochir (Wien) 1997;139:397–403

10. Costa F, Sassi M, Cardia A, et al. Degenerative lumbar spinal stenosis: analysis of results in a series of 374 patients treated with unilateral laminotomy for bilateral microdecompression. J Neurosurg Spine 2007;7:579–586

11. Guiot BH, Khoo LT, Fessler RG. A minimally invasive technique for decompression of the lumbar spine. Spine (Phila Pa 1976) 2002;27:432–438

12. Khoo LT, Fessler RG. Microendoscopic decompressive laminotomy for the treatment of lumbar stenosis. Neurosurgery 2002;51(5, Suppl):S146–S154

13. Asgarzadie F, Khoo LT. Minimally invasive operative management for lumbar spinal stenosis: overview of early and long-term outcomes. Orthop Clin North Am 2007;38:387–399, abstract vi–vii

14. Ikuta K, Tono O, Oga M. Clinical outcome of microendoscopic posterior decompression for spinal stenosis associated with degenerative spondylolisthesis—minimum 2-year outcome of 37 patients. Minim Invasive Neurosurg 2008;51:267–271

15. Sasai K, Umeda M, Maruyama T, Wakabayashi E, Iida H. Microsurgical bilateral decompression via a unilateral approach for lumbar spinal canal stenosis including degenerative spondylolisthesis. J Neurosurg Spine 2008;9:554–559

16. Pao JL, Chen WC, Chen PQ. Clinical outcomes of microendoscopic decompressive laminotomy for degenerative lumbar spinal stenosis. Eur Spine J 2009;18:672–678

17. Palmer S, Turner R, Palmer R. Bilateral decompressive surgery in lumbar spinal stenosis associated with spondylolisthesis: unilateral approach and use of a microscope and tubular retractor system. Neurosurg Focus 2002;13:E4

18. Ogden AT, Bresnahan L, Smith JS, Natarajan R, Fessler RG. Biomechanical comparison of traditional and minimally invasive intradural tumor exposures using finite element analysis. Clin Biomech (Bristol, Avon) 2009;24:143–147

19. Jansson KA, Németh G, Granath F, Blomqvist P. Spinal stenosis re-operation rate in Sweden is 11% at 10 years—a national analysis of 9,664 operations. Eur Spine J 2005;14:659–663

20. Huang T-J, Hsu RW, Li YY, Cheng CC. Less systemic cytokine response in patients following microendoscopic versus open lumbar discectomy. J Orthop Res 2005;23:406–411

21. Kim KT, Lee SH, Suk KS, Bae SC. The quantitative analysis of tissue injury markers after mini-open lumbar fusion. Spine (Phila Pa 1976) 2006;31:712–716

22. Rosen DS, O'Toole JE, Eichholz KM, et al. Minimally invasive lumbar spinal decompression in the elderly: outcomes of 50 patients aged 75 years and older. Neurosurgery 2007;60:503–509

23. Rosen DS, Ferguson SD, Ogden AT, Huo D, Fessler RG. Obesity and self-reported outcome after minimally invasive lumbar spinal fusion surgery. Neurosurgery 2008;63:956–960

24. O'Toole JE, Eichholz KM, Fessler RG. Surgical site infection rates after minimally invasive spinal surgery. J Neurosurg Spine 2009;11:471–476

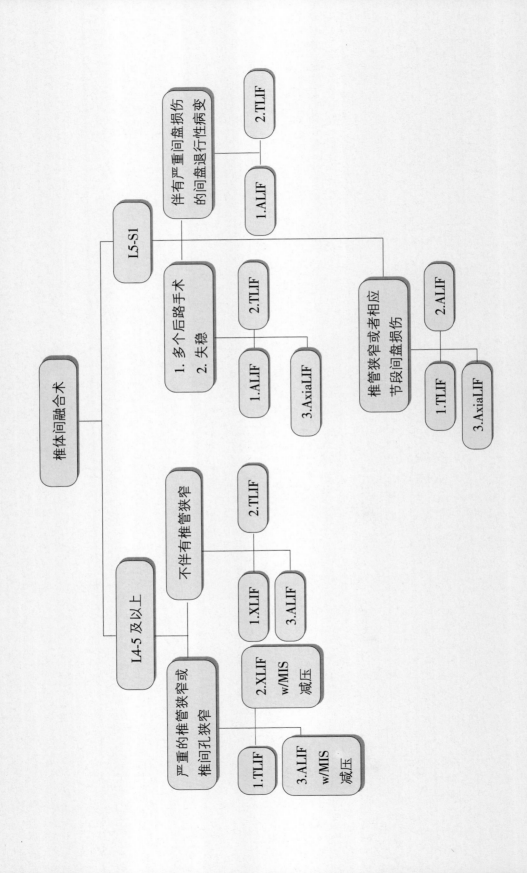

第 7 章
微创经椎间孔椎体间融合术

Vishal C. Gala，Regis W. Haid Jr.

　　腰背痛在美国是个人就医中最常见的原因[1]。腰痛的病因是多方面的，经常采用保守及非手术治疗，但有些患者需要更深入的手术形式的治疗。在脊椎退化性疾病，如小关节、椎间盘退变性疾病、脊柱滑脱，以及特定情况下的脊柱骨折、脊柱侧弯以及肿瘤治疗中有时也使用腰椎融合。一些研究表明，在过去的 20 年间，脊髓节段融合成功率得以提高[2]。椎间融合器、椎弓根螺钉、棒以及棘突钢板等脊柱器械在腰椎融合术中的使用已成为被广泛接受的标准。

　　传统的脊柱内固定需要广泛的暴露，提供足够的视野和明确的腰椎骨解剖标志。其结果是需要肌肉剥离，从而导致椎旁肌肉去神经化和出血，以及缺血引起的牵拉肌肉损伤[3-5]。此外，具有保护作用的脊柱韧带结构的剥离经常导致相邻节段的医源性不稳定。

　　设备和检测仪器的技术进步，如数字 X 线透视、导航、高分辨率的内镜和显微镜，以及管状扩张器和工作通道，使得微创手术技术在治疗脊柱退变性疾病方面得以发展。极小的切口使得肌肉、韧带损伤减少。一旦获得适当的通道，可以进行充分的神经减压和(或)保持脊柱稳定。因此，可能微创介入是一个更准确的描述。现代微创技术有别于过去流行的方法，它不仅仅是一种单一的技术。相反，它是一个理念，可涉及整个脊柱的不同临床问题。

　　对于腰椎，管状牵开系统与经皮椎弓根螺钉系统的发展，为腰椎微创技术在融合方面的应用创造了条件。本章将介绍微创经椎间孔腰椎体间融合术(minimally invasive transforaminal lumbar interbody fusion，MI-TLIF)的指征、适应证以及可能出现的并发症。

一、术前评估

　　所有患者应进行详细的病史和体格检查。必须有 MRI 和 CT 脊髓造影以判断病情。正位、侧位和动态屈伸 X 线片对于评估患者的脊柱稳定性也很关键。肌电图和神经传导研究也可能提供患者的特定的神经根病变。

二、手术操作

患者一般给予气管内麻醉,俯卧、下尿管。根据情况建立通道。下肢放置顺序充气加压装置。放置体感诱发电位导线,获得自由运行肌电图和基线。神经电生理监测可以持续评估受累神经根的完整性和螺钉刺激的程度,以确保椎弓根并没有受损。

患者俯卧在配有柔性支撑的 Jackson 手术台上。可以方便 C-臂移动。Wilson 架可以方便地调整患者手术所需的平卧或后突。预防性应用抗生素并进行标准的术前准备。医生在患者病变侧,对于双侧的患者,则依术者习惯。屏幕在术者对侧。在透视的协助下,标记中线。从那里,旁开 4~4.5cm 画平行线。获取病变间盘侧位像。对于两个节段的病变,切口仅限于插入椎体。局部麻醉剂(0.25%~0.5%的布比卡因)被注射入皮肤、皮下组织和肌肉组织。穿刺针也用来确认穿刺轨迹。用 11 号刀片做穿刺切口。用骨圆针或克氏针进行穿刺。透视监测避免进入椎管。一旦到位,延长切口以匹配管状牵开器的直径,通常为 20~25mm(取决于外科医生的喜好)。第一级导管沿克氏针插入,移走克氏针。利用一个旋转运动,依次放置扩张器以分割肌肉组织,直到达到筒状工作通道的直径。有几种不同专利品牌的套筒,有的还配有刀片。通道安装在术者对侧。在这里,可借助放大镜或在手术显微镜下继续进行操作。

通道应位于病变部位。去骨前仔细辨认棘突中线和同侧小关节是最重要的。判定管状拉钩的倾斜方向,它可能在不经意间交叉到对侧椎管,特别是肥胖患者。工作通道内侧为关节交界处,外侧为关节面。单极电烧清除剩余软组织。影响视野的组织必须清除。关节面顶部隆突便于识别和解剖,为避免进入椎管应该先从这里开始。上节椎板的下部经确认后用刮匙清除。利用刮匙、咬骨钳以及一个高速钻头,做一个半椎板切除,向前方延伸到上方椎根然后逐渐向下至椎根节段。需要做一个较大范围的椎板和椎间关节切除, 以便安全到达间盘并插入植入物。应进行透视监测,避免钻头进入[6]。保留韧带,以便更安全地去骨。为避免损伤硬脊膜,在进行骨减压前应进行韧带、硬膜的暴露。通过一个小的工作走廊和狭窄的工作角度,修补硬脊膜是具有挑战性的,但在显微手术器械的辅助下是可能的。对于小缺损,人工硬膜可放置在破裂处,然后涂抹纤维蛋白胶或硬膜密封剂。只有观察到持续性脑脊液(cerebrospinal fluid, CSF)泄漏后,才考虑选择腰穿。高放大率可能导致观察到一个假性硬膜膨出, 所以应选择小的放大率。如果硬脊膜破损发生在植入物植入之前,可以考虑仅仅进行后外侧融合[7]。

骨碎片可用来自体移植。减压后,切断黄韧带。间盘、硬膜侧方、神经根出口应该可以看见,而神经根出口能否可见,完全取决于减压的范围。将硬膜和神经根轻轻向内侧中间牵拉,以松解硬膜静脉与间盘粘连。如果有神经根横跨在间盘位置可能无法进行融合。这种情况下,只能进行后外侧植骨融合。

用刮匙和钳子彻底切除间盘。然后用旋转切割工具、粗锉和终板刮刀处理终板。放置一组扩张器提高椎间高度。然后放置植入物。通常用重组人骨形态发生蛋白-2(rhBMP-2)海绵状植入物混合自体骨泥植入椎间。(这里应用的 rhBMP-2 应由 FDA 食品和药品管理局核准使用。)另外还有一种放入聚醚醚酮(PEEK)椎间融合器的 rhBMP-2 海绵状植入物。(有各种型号和大小。)合成 PEEK 与人骨的弹性模量最相匹配,发生排异反应的概率为 0。椎间融合器的其他选项也可选用:碳纤维笼,加工异体骨销,钛笼和吸收垫片。透视可用来确定适当的椎体间植骨位置。

间接撑开对侧,也使得韧带松弛和椎间孔扩大。在严重的对侧椎间孔狭窄和中央椎管狭窄的情况下,管状工作通道可能需要向内侧倾斜以处理棘突下和对侧病变。

然后放置椎弓根螺钉。在使用可扩张牵引器和小型开放技术的情况下,在直视下放置同侧椎弓根螺钉。在大多数 MI-TLIF 中,应撤出牵开器。然后,在透视下通过现有切口应用克氏针和空心螺钉系统经皮安放患侧椎弓根螺钉。同样,通过小切口经皮放置对侧椎弓根螺钉。

经皮螺钉放置的标准方法包括 X 线透视放置 Jamshidi 骨活检针,通过椎弓根进入椎体。将屏幕倾斜,使得椎弓根正处于靶心。将 Jamshidi 针对准靶心中央,进入椎弓根几个毫米。克氏针沿 Jamshidi 针进入椎弓 1~2cm,正位透视下确定 4 根克氏针位置良好。侧位显示进入轨迹和深度。沿克氏针钻入空心钻,拧入空心螺钉,取出克氏针[8]。特殊情况下,应再次使用克氏针,以避免空心螺钉穿出椎体[9]。术中可进行螺钉电刺激,以确定其与神经的关系[10]。如果得到一个 10 mA 或以下的电位,应移走螺钉重新固定。安装钉棒并最后锁定。有多种微创椎弓根螺钉可供选购。

三、讨论

后路椎间孔椎体间融合是一种通过单一后路完成的,实现周围融合的行之有效的技术[11]。开放性 TLIF 手术的安全性和有效性已经确定[7,12-16]。幸运的是,因为影像技术和检测技术的进步,已经可以以微创的方式进行手术[17]。

MI-TLIF 基本适应证与传统的开放式腰椎融合是相同的,即不稳定性滑脱(1 度或 2 度)和(或)有神经症状的神经根孔狭窄(单侧或双侧)、伴有机械性腰背部疼痛的严重间盘病变、具有显著机械性腰背痛的复发性椎间盘突出、有神经症状的三次或以上的复发性椎间盘突出以及椎板切除后脊柱后凸。两节段 TLIF 可能会通过一个单一的皮肤切口进行,但根据前凸的水平和程度,可能需要更广泛的筋膜切开或二次扩张。那些进行过腰椎管狭窄椎板切除术或复杂椎间盘切除术的患者,如果需要融合治疗,MI-TLIF是首选,因为旁正中入路通过新的肌肉组织,避开了瘢痕组织,减少了神经损伤或脊髓液漏的风险。

　　肥胖不是微创脊柱外科手术的禁忌证,可以正常进行。事实上,最近的研究发现,肥胖患者和非肥胖患者微创腰椎间盘切除术/减压或融合的结果及并发症的发生率之间无差异[18-21]。Rosen等人最近报道了110例超重或肥胖患者接受微创腰椎融合。体重指数与自我体会、手术时间、住院天数或出现并发症等一系列的数据之间没有明确关系[19]。肥胖患者脊柱外科手术后的并发症,尤其是外科手术部位感染风险增加,因为需要较大的切口和更大的暴露范围以便进行脊柱更深层次的处置[22-25]。管状牵开器允许肥胖患者与正常患者采取相同的切口,并从中受益。当然对于MI-TLIF,如何安放刺激仪、体表标志不清及管道相对过短等问题也是一种挑战。可以通过使用更长管道或更外侧入路来解决。当然,使用长度大于8cm的管状牵开器也是非常困难的,将给照明、视野以及转动带来一些新的挑战。

　　MI-TLIF的相对禁忌证包括多节段治疗(大于2个间隙)和严重的骨质疏松症(移植物的沉降和设备故障的风险较高)。MI-TLIF禁忌证有严重的脊柱侧弯,重度腰椎滑脱或创伤性脊柱失稳[26]。在脊柱侧弯的情况下,通道的位置和椎弓根螺钉置入的轨迹很难在透视下确定。同样,严重滑脱、骨量丢失或创伤性不稳定,最好是通过开放性技术来完成,因为它可以提供最大程度的调整和稳定。

　　有趣的是,微创方法对于皮下脂肪少,特别是那些皮肤与小关节间距离小于4cm的患者很少或没有任何好处。在这个人群里,放置管道以及暴露骨组织可能导致比传统方法更多的骨膜下剥离而造成更多的损伤。

　　Fessler和他的同事于2002年在尸体上进行了MI-TLIF初步可行性研究。证明可以安全和有效地实施治疗[27]。2005年,最初的病例对照研究报道提示,接受MI-TLIF的患者与开放式手术患者比较,术中出血、术后麻醉剂使用和患者住院天数明显减少[28]。

　　Park和Foley报道了一组40例,至少随访2年(平均35个月),因腰椎滑脱而接受MI-TLIF的患者。其中30例有退行性腰椎滑脱,而10例有先天性的椎弓峡部裂[29]。而术后前移试验有76%结果减少,且背部和腿部的视觉模拟疼痛评分和Oswestry功能障碍指数有具有统计学意义的下降。这些比开放手术更有利一些。

　　一组德国报道的共43例患者的对照研究比较了MI-TLIF和开放性TLIF。结果发现二者在手术时间和融合率上近似,但在失血和术后疼痛方面存在显著差异。在8~16个月之间,利用标准化的功能调查问卷显示临床结果无差异[30]。

　　另一项2年随访病例对照研究发现,MI-TLIF和开放性TLIF相比,失血、术后麻醉剂使用和住院时间减少,存在统计学显著差异[31]。二者的融合率相近。两组在 Oswestry 功能障碍指数、背部和下肢视觉模拟疼痛评分及生活质量(SF-36 评分)上均达到统计学显著改善。

一项澳大利亚的涉及 47 例腰椎滑脱患者的前瞻性研究比较了微创腰椎融合和开放腰椎融合发现,背部和下肢疼痛、滑脱的减轻以及融合率是相当的。但是微创组卧床时间更短,自主离床活动更早,住院时间更短(4 天比 7 天)。

四、结论

经验丰富的医师应用 MI-TLIF 进行的治疗是安全而有效的。可减少失血、术后麻醉剂使用和住院天数。与其他融合方式如前路腰椎间融合术或极外侧植骨融合术相比,MI-TLIF 是严重的椎管狭窄患者最合适的选择。这种方式对于肥胖患者与传统方式相比更具优势,可减少伤口大小和组织剥离。再次手术患者也可从采用旁正中切口和新的组织入路而受益。严重的脊柱侧弯和重度滑脱是相对禁忌证。

病例说明

55 岁女性患者,有腰背及双侧下肢疼痛及麻木的历史。采取了广泛的保守治疗, 但未能持续缓解症状。MRI 显示活动性 L5-S1 的 2 度滑脱及双边神经根孔狭窄。应用经皮椎弓根螺钉进行了 L5-S1 MI-TLIF(图 7.1,图 7.2,图 7.3,图 7.4 和图 7.5),背部和腿部疼痛消失,手术后 1 年的 X 线片显示融合稳定。

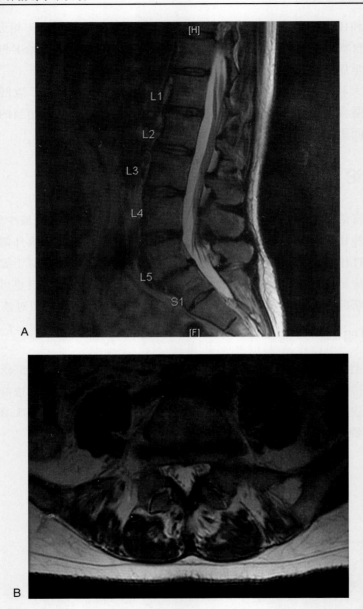

图 7.1　(A)矢状位 MRI 显示 L5–S1 腰椎滑脱。(B)经轴位 MRI 显示 L5-S1 腰椎滑脱。

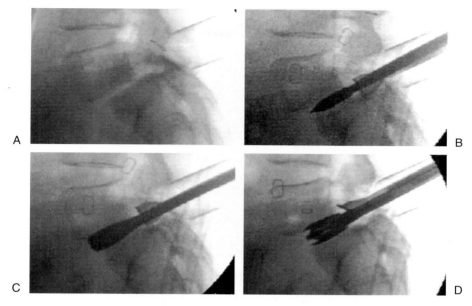

图 7.2 (A~D)术中透视图像指明通道位置,小关节和椎间盘切除。

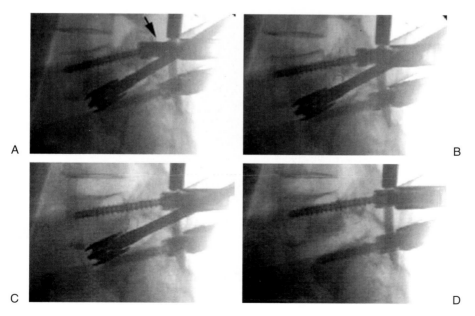

图 7.3 (A~D)术中透视图像表明腰椎滑脱后,对侧经皮椎弓根螺钉的位置以及撑开椎间隙的过程。

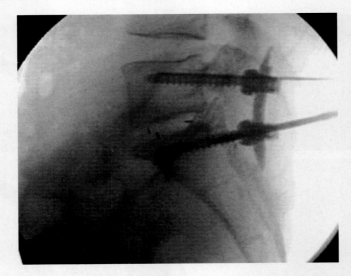

图 7.4 最终的透视图像，复位后椎间植入物和控制棒插入的位置。

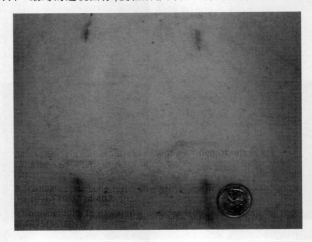

图 7.5 单节段微创 TLIF 伤口大小。

（董立平 译 李世民 校）

参考文献

1. Manek NJ, MacGregor AJ. Epidemiology of back disorders: prevalence, risk factors, and prognosis. Curr Opin Rheumatol 2005;17:134–140
2. Zdeblick TA. A prospective, randomized study of lumbar fusion: preliminary results. Spine (Phila Pa 1976) 1993;18:983–991
3. Kawaguchi Y, Matsui H, Tsuji H. Back muscle injury after posterior lumbar spine surgery: a histologic and enzymatic analysis. Spine (Phila Pa 1976) 1996;21:941–944

4. Kawaguchi Y, Matsui H, Tsuji H. Back muscle injury after posterior lumbar spine surgery, II: Histologic and histochemical analyses in humans. Spine (Phila Pa 1976) 1994;19:2598–2602

5. See DH, Kraft GH. Electromyography in paraspinal muscles following surgery for root compression. Arch Phys Med Rehabil 1975;56:80–83

6. Mimran R, Perez-Curet M, Fessler R, Jacob R. Endoscopic lumbar laminectomy for stenosis. In: Fessler R, ed. An Anatomic Approach to Minimally Invasive Spine Surgery. St. Louis, MO: Quality Medical Publishing; 2006:569–582

7. Rosenberg WS, Mummaneni PV. Transforaminal lumbar interbody fusion: technique, complications, and early results. Neurosurgery 2001;48:569–574

8. Isaacs RE, Podichetty VK, Sandhu FA, et al. Microendoscopically assisted transforaminal lumbar interbody fusion. In: Fessler R, Sekhar L, eds. Atlas of Neurosurgical Techniques: Spine and Peripheral Nerves. New York: Thieme; 2006:859–865

9. Perez-Cruet M. Percutaneous pedicle screw placement for spinal instrumentation. In: Perez-Cruet M, Khoo L, Fessler R, eds. An Anatomic Approach to Minimally Invasive Spine Surgery. St. Louis, MO: Quality Medical Publishing; 2006:583–590

10. Roedel A, Zak S, Fessler R. Pedicle screw stimulation in minimally invasive spinal instrumentation. In: Thirteenth Annual Meeting of the American Society of Neurophysiological Monitoring; Lake Buena Vista, FL; 2002

11. Harms J, Rolinger H. A one-stage procedure in operative treatment of spondylolistheses: dorsal traction-reposition and anterior fusion (author's transl) [in German]. Z Orthop Ihre Grenzgeb 1982;120:343–347

12. Humphreys SC, Hodges SD, Patwardhan AG, Eck JC, Murphy RB, Covington LA. Comparison of posterior and transforaminal approaches to lumbar interbody fusion. Spine (Phila Pa 1976) 2001; 26:567–571

13. Kwon BK, Berta S, Daffner SD, et al. Radiographic analysis of transforaminal lumbar interbody fusion for the treatment of adult isthmic spondylolisthesis. J Spinal Disord Tech 2003;16:469–476

14. Mummaneni PV, Haid RW, Rodts GE. Lumbar interbody fusion: state-of-the-art technical advances: invited submission from the Joint Section Meeting on Disorders of the Spine and Peripheral Nerves, March 2004. J Neurosurg Spine 2004;1:24–30

15. Mummaneni PV, Pan J, Haid RW, Rodts GE. Contribution of recombinant human bone morphogenetic protein-2 to the rapid creation of interbody fusion when used in transforaminal lumbar interbody fusion: a preliminary report. Invited submission from the Joint Section Meeting on Disorders of the Spine and Peripheral Nerves, March 2004. J Neurosurg Spine 2004;1:19–23

16. Salehi SA, Tawk R, Ganju A, LaMarca F, Liu JC, Ondra SL. Transforaminal lumbar interbody fusion: surgical technique and results in 24 patients. Neurosurgery 2004;54:368–374

17. Foley KT, Holly LT, Schwender JD. Minimally invasive lumbar fusion. Spine (Phila Pa 1976) 2003;28(15, Suppl):S26–S35

18. Tomasino A, Parikh K, Steinberger J, Knopman J, Boockvar J, Härtl R. Tubular microsurgery for lumbar discectomies and laminectomies in obese patients: operative results and outcome. Spine (Phila Pa 1976) 2009;34:E664–E672

19. Rosen DS, Ferguson SD, Ogden AT, Huo D, Fessler RG. Obesity and self-reported outcome after minimally invasive lumbar spinal fusion surgery. Neurosurgery 2008;63:956–960

20. Park P, Upadhyaya C, Garton HJ, Foley KT. The impact of minimally invasive spine surgery on perioperative complications in overweight or obese patients. Neurosurgery 2008;62:693–699

21. Cole JS IV, Jackson TR IV. Minimally invasive lumbar discectomy in obese patients. Neurosurgery 2007;61:539–544

22. Olsen MA, Mayfield J, Lauryssen C, et al. Risk factors for surgical site infection in spinal surgery. J Neurosurg 2003;98(2, Suppl):149–155

23. Patel N, Bagan B, Vadera S, et al. Obesity and spine surgery: relation to perioperative complications. J Neurosurg Spine 2007;6:291–297

24. Telfeian AE, Reiter GT, Durham SR, Marcotte P. Spine surgery in morbidly obese patients. J Neurosurg 2002;97(1, Suppl):20–24

25. Wimmer C, Gluch H, Franzreb M, Ogon M. Predisposing factors for infection in spine surgery: a survey of 850 spinal procedures. J Spinal Disord 1998;11:124–128

26. Mummaneni P, Lu D, Chi J. Minimally incisional transforaminal interbody fusion. In: Resnick D, Haid R, Wang J, eds. Surgical Management of Low Back Pain. New York: Thieme; 2009:110–116

27. Khoo LT, Palmer S, Laich DT, Fessler RG. Minimally invasive percutaneous posterior lumbar interbody fusion. Neurosurgery 2002;51(5, Suppl 2):S166–S181

28. Isaacs RE, Podichetty VK, Santiago P, et al. Minimally invasive microendoscopy-assisted transforaminal lumbar interbody fusion with instrumentation. J Neurosurg Spine 2005;3:98–105

29. Park P, Foley KT. Minimally invasive transforaminal lumbar interbody fusion with reduction of spondylolisthesis: technique and outcomes after a minimum of 2 years' follow-up. Neurosurg Focus 2008;25:E16

30. Scheufler KM, Dohmen H, Vougioukas VI. Percutaneous transforaminal lumbar interbody fusion for the treatment of degenerative lumbar instability. Neurosurgery 2007;60(4, Suppl 2):203–212

31. Peng CW, Yue WM, Poh SY, Yeo W, Tan SB. Clinical and radiological outcomes of minimally invasive versus open transforaminal lumbar interbody fusion. Spine (Phila Pa 1976) 2009;34:1385–1389

32. Ghahreman A, Ferch RD, Rao PJ, Bogduk N. Minimal access versus open posterior lumbar interbody fusion in the treatment of spondylolisthesis. Neurosurgery 2010;66:296–304

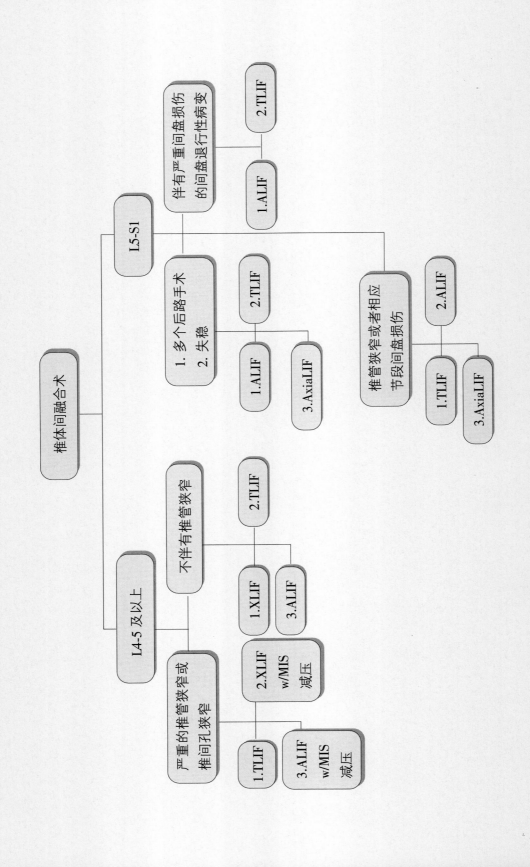

第8章
腰椎融合的替代方法：极外侧植骨融合术（XLIF）

Luiz H. M. Pimenta, Etevaldo Coutinho, Leonardo Oliveria

慢性下腰痛是一种具有多种不良后果的复杂性疾病[1-6]。腰椎关节外固定[7]这样的保守治疗无法缓解患者的运动痛[7]。

腰椎融合已成为常见手术方案，并且其使用率仍在上升，每年腰椎融合术的病例数还在不断增加[8]。过去，脊柱融合术主要用于感染性疾病、青少年脊柱侧弯以及创伤治疗。对于脊柱融合治疗的适应证，多数指标仍是相同的。基于这些经验，腰椎关节固定术被推广至治疗脊柱疾病、脊柱前移以及椎间盘相关疾病[9]。

前路椎体间融合术（ALIF）是目前用于获得椎体间固定的常用技术。ALIF可以用于椎间盘复位、腰椎前凸以及完整保留后柱结构的脊柱矫正[10-13]。此外，亦可用于椎间盘切除以消除椎间盘突出所带来的疼痛。ALIF的缺点包括需要进行外科手术、较高的血管损伤风险以及逆行射精。此外，ALIF需较长的手术时间以及较长的恢复期，还可能伴有大量出血。

目前已证明，微创技术具有许多益处，包括较少的组织损伤、完整保留正常解剖结构以及较短的恢复期[15-18]。

微创外侧腰椎椎体融合术（XLIF，NuVasive，Inc.，San Diego，CA）在腰椎融合方面与传统方法相比具有多种临床优势[19]。这种微创技术通过双侧环形减压，经椎间盘间隙植入较大移植物缠绕环形骨突使脊椎骨下终板矫正至水平位，并具有韧带整复效果。XLIF技术可修复椎间盘以及椎间孔的高度、减缓受压的神经结构并通过前侧椎间融合强化其稳定性。

一、术前评估

1. 适应证

XILF技术的适应证与其他椎体间融合术相同，但仅可在高于L5的节段实施手术。这些患者通常由于腰椎节段不稳定、椎间盘退行性变、退行性脊柱侧凸和（或）1度或2度脊柱前移而伴有典型的椎间盘痛[20-24]。这一技术亦可用于过去手术失败且需进行椎体间融合的患者，或邻近节段疾病患者。关节炎以及完全人工椎间盘置换失败的患者也使用 XLIF 进行修复治疗。

XLIF 可成功用于 L4-5 以及以上水平的治疗。对于 L5-S1 节段,不建议使用本技术,因为可能导致髂血管出血,并且很难通过髂嵴到达椎间盘间隙。对于 L5-S1 水平,建议使用腹膜后小开口术或后侧微创术。

2. 影像诊断

通常在开始阶段应用屈伸影像确定矢状面稳定性以及脊柱后凸的灵活性。在这一技术中,斜视图是非常有用的。腰椎或胸视图有助于评估椎间盘高度、椎间盘对称性和脊柱侧位移动。

计算机断层扫描(CT)结合脊髓造影分析可用于评价中心和椎间孔狭窄。磁共振成像(MRI)用于评价椎间盘退行性变以及椎孔狭窄。其他辅助诊断,如椎间盘造影术以及小关节阻滞可用于明确在哪一水平应进行融合术。

二、操作技术

1. 患者体位

进行 XLIF 时,患者被固定于 90°侧卧位(图 8.1A)。交叉前后位(AP)视图有助于确定是否准确位于 90°位。手术床和(或)患者应按图示位置放置,以增加髂嵴和胸腔之间的距离,这对上腰椎水平以及 L4-5 极为有用。

2. 切口

对皮肤进行消毒后,用克氏针和侧向透视图确定预处理腰椎的中心位置 (图 8.2)。在患者侧面加以标记,标记至所操作椎间盘间隙的中间位置(图 8.1B);切开一个小口用于插入非创伤性组织扩张器以及一个可扩张的牵引器(MaXcess, NuVasive, Inc., San Diego, CA),这将作为手术入口(图 8.1C)。首先在标记后侧做一切口,保证腹膜内有一指空间以进行清扫,确保腹膜侧面所有附属物清除,保证侧面进入的安全性。

3. 经腰椎间隙入路

腹膜后空间确定后,手指停于侧面皮肤标记处,在侧面直接切口用于置入初始扩张器。位于腹膜后的手指用于指引扩张器从侧面切口至腰大肌,保护腹腔内容物。随后,将扩张器固定在腰大肌表面、行手术的椎间盘空隙上,并由前后位和侧位透视镜加以确认(图 8.1D,E)。使用钝组织分离器将初始扩张器与腰大肌肌纤维分

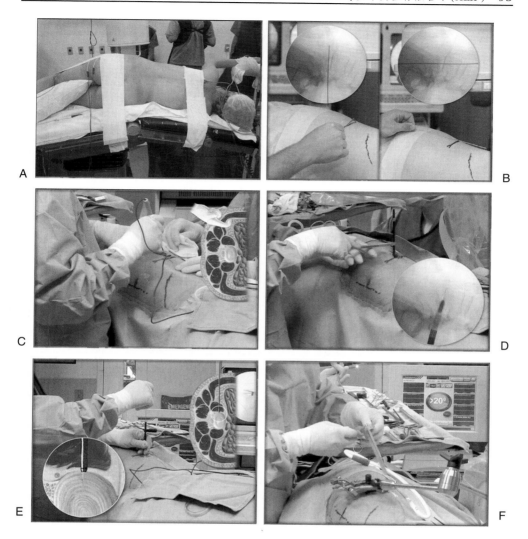

图 8.1 极外侧椎间融合(XLIF)手术技术(NuVasive, Inc., SanDiego, CA)。(**A**)患者体位。(**B**)体表定位。(**C**)腹膜后入路。(**D,E**)经腰大肌入路。(**F**) MaXcess 工作通道(Nu Vasive, Inc., San Diego, C)插入。(待续)

离,并且在 NeuroVision 肌电图(EMG)监视系统(NuVasive, Inc)监视下到达腰椎神经根近端推进扩张。持续延腰大肌肌纤维中部扩张,同时远离腰丛神经,最终到达椎间盘侧面。在 NeuroVision 的指导下,推进可扩张牵引器(MaXcess)后,锁定于手术台上并扩张暴露椎间盘间隙侧面(图 8.1 F~H)。

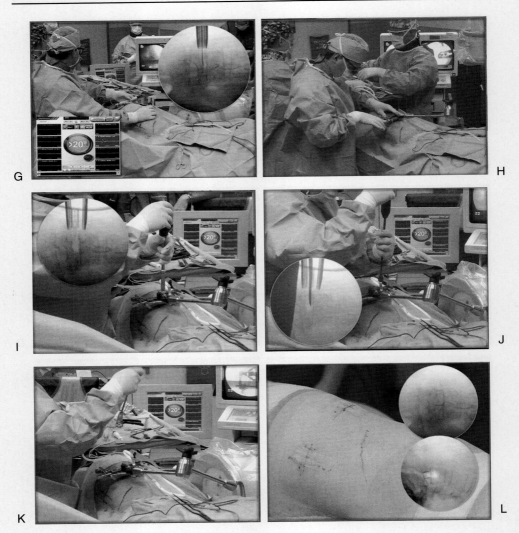

图 8.1(续) (G)Neurovision 肌电图系统(NuVasive, Inc., San Diego,CA)。(H)MaXcess 定位。(I)椎间盘切除术。(J)椎间盘终板处理。(K)植入物插入。(L)外科手术伤口。

　　在直接明场视野下,使用标准设备行完整的椎间盘切除术。保证后方纤维环完整, 纤维环切除窗口中部位于椎间盘间隙前半部, 并且足以植入一个较大的植入物。使用 Cobb 升降器移除椎间盘并释放对侧环,为植入一个较长的植入物提供空间,这一植入物将位于骨突环边缘两侧,最大化终板的支持作用(图 8.11I,J)。在骨突前部和侧位进行椎体干预和植入可为椎间盘高度修复、矢状线和冠状线失衡修复提供最佳支持(图 8.1K)。

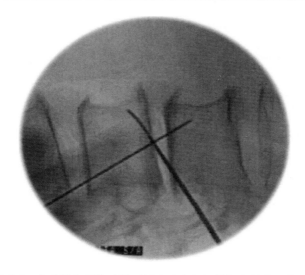

图 8.2　克氏针和侧位透视可用来确定目标椎间盘的中间位置。

4. 缝合

充分灌洗暴露部位,缓慢撤除牵引器并观察腰大肌回弹,确定止血。应用标准材料缝合切口(图 8.1L)。无需任何引流。

5. 并发症及术后管理

没有手术不会产生相关并发症,包括与麻醉、医源性损伤或已有疾病相关的并发症。与之相比,我们的结果表明由于手术本身的微创性,本手术并发症的水平较低。在术后短期存在较轻的并发症,如术侧臀关节弯曲无力以及较为少见的术侧腿感觉异常。钝痛以及运动失衡较少见,但也可能出现。对于这些情况,推荐进行 CT 扫描排除腰大肌血肿。如果存在血肿,排除血肿将有助于改善症状。

三、讨论

XLIF 是一种经腹膜后行脊柱融合的改良技术。Pimenta 在 1998 年至 2001 年间做了上百例外侧经腰肌间隙术,2001 年,他首次使用本技术进行手术[19]。

与前腹腔镜脊柱融合术相比,外侧位具有许多优势。首先,无需采用普通外科手术。外侧进入避免了对腹膜的侵入或导致腹膜或大血管回缩。第二,外侧进入避免了许多腹腔镜前路进入的并发症,如在移动过程中损伤大血管[25,26],以及逆行射精[27,28],这主要是由于腹下神经丛紊乱所致。第三,与腹腔镜 ALIF 相比,XLIF 的最大优势在于手术时间短。与小开口腹腔手术相比,腹腔镜 ALIF 手术时间较长[29]。

当然,这种外侧式亦存在局限性。如必须小心分离腰大肌,否则可能导致腰丛神经受损或肌肉创伤。远侧腹膜后术式的早期报道包括脊柱融合处腰肌的移动性,但是腰肌回缩后常出现沿生殖股神经瞬时麻木[30,31]。但是 XLIF 无需腰大肌牵拉,亦无需明显扩张剥离处肌肉,伴生殖股神经的瞬时感觉麻木亦不常见。使用 NeuroVision EMG 监测系统是安全通过腰大肌内神经的关键。

与多数微创性脊柱手术相同,术中透视是关键。本手术的结果表明这是一种安全可靠的手术,并且可快速复原,改善疼痛和脊柱功能。通过保存韧带结构以及在椎体间植入较大的植入物重塑椎间盘高度并维持其稳定性。手术可改善椎间孔区域,从而减少神经根病变。通过在前面植入移植物可以维持或改善矢状面平衡(图 8.3)。可通过移植物覆盖终板侧面修整冠状面失衡。本技术可明显缓解患者固体融合进展。

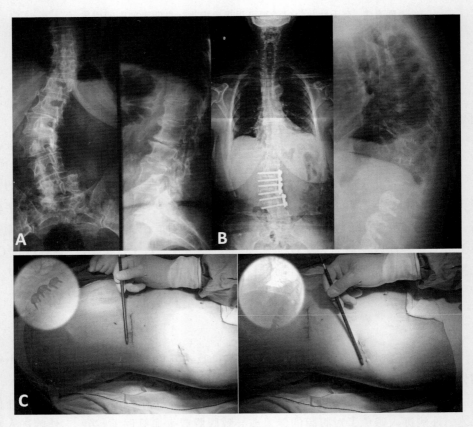

图 8.3 (A)62 岁女性,患有脊柱侧凸退化,后背和右腿疼痛,神经性跛行,无法步行超过 100m。(B)手术后一周,可以看到使用了 XLIF 疗法后的冠状位平衡的改善。(C)7 个位置的手术完成只用了 2 个小的切口。

四、结论

推荐 XLIF 用于脊柱融合。该方法易于操作，安全有效。与传统外科手术相比，本方法的并发症发病率较低。在 XLIF 技术中，植骨下沉是最常见的并发症，但是我们的经验表明这并不影响临床结果。通过远侧微创术，我们单用融合器成功进行融合（图 8.4），缓解疼痛，并间接减缓神经压迫，恢复椎间盘高度，并在脊柱侧凸的情况下，阻止了侧弯加重。

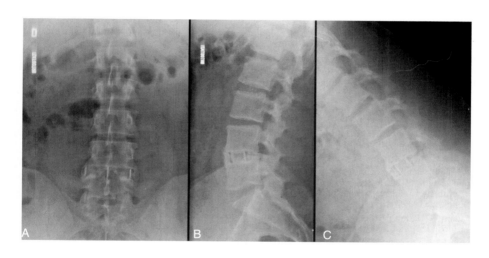

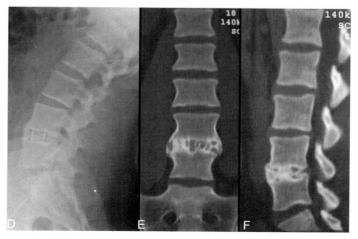

图 8.4　(A)前后位，(B)侧位，(C)屈曲位，(D)过伸位和(E,F)CT 扫描显示了在使用 XLIF 独立手术法 12 个月后的牢固融合。

（孟华鹏 刘林 译 李世民 校）

参考文献

1. Weiner DK, Sakamoto S, Perera S, Breuer P. Chronic low back pain in older adults: prevalence, reliability, and validity of physical examination findings. J Am Geriatr Soc 2006;54:11–20

2. Lavsky-Shulan M, Wallace RB, Kohout FJ, Lemke JH, Morris MC, Smith IM. Prevalence and functional correlates of low back pain in the elderly: the Iowa 65+ Rural Health Study. J Am Geriatr Soc 1985;33:23–28

3. Reid MC, Williams CS, Concato J, Tinetti ME, Gill TM. Depressive symptoms as a risk factor for disabling back pain in community-dwelling older persons. J Am Geriatr Soc 2003;51:1710–1717

4. Gentili A, Weiner DK, Kuchibhatil M, Edinger JD. Factors that disturb sleep in nursing home residents. Aging (Milano) 1997;9:207–213

5. Carey TS, Evans A, Hadler N, Kalsbeek W, McLaughlin C, Fryer J. Care-seeking among individuals with chronic low back pain. Spine (Phila Pa 1976) 1995;20:312–317

6. Bosley BN, Weiner DK, Rudy TE, Granieri E. Is chronic nonmalignant pain associated with decreased appetite in older adults? Preliminary evidence. J Am Geriatr Soc 2004;52:247–251

7. Benz RJ, Garfin SR. Current techniques of decompression of the lumbar spine. Clin Orthop Relat Res 2001;(384):75–81

8. Tanaka N, An HS, Lim TH, Fujiwara A, Jeon CH, Haughton VM. The relationship between disc degeneration and flexibility of the lumbar spine. Spine J 2001;1:47–56

9. Aryan HE, Lu DC, Acosta FL Jr, Ames CP. Stand-alone anterior lumbar discectomy and fusion with plate: initial experience. Surg Neurol 2007;68:7–13

10. Crock HV. Anterior lumbar interbody fusion: indications for its use and notes on surgical technique. Clin Orthop Relat Res 1982;165:157–163

11. Lund T, Oxland TR, Jost B, et al. Interbody cage stabilization in the lumbar spine: biomechanical evaluation of cage design, posterior instrumentation and bone density. J Bone Joint Surg Br 1998;80:351–359

12. Madan SS, Harley JM, Boeree NR. Anterior lumbar interbody fusion: does stable anterior fixation matter? Eur Spine J 2003;12:386–392

13. Resnick DK, Choudhri TF, Dailey AT, et al; American Association of Neurological Surgeons/Congress of Neurological Surgeons. Guidelines for the performance of fusion procedures for degenerative disease of the lumbar spine, XI: Interbody techniques for lumbar fusion. J Neurosurg Spine 2005;2:692–699

14. Rajaraman V, Vingan R, Roth P, Heary RF, Conklin L, Jacobs GB. Visceral and vascular complications resulting from anterior lumbar interbody fusion. J Neurosurg 1999;91(1, Suppl):60–64

15. Dewald CJ, Millikan KW, Hammerberg KW, Doolas A, Dewald RL. An open, minimally invasive approach to the lumbar spine. Am Surg 1999;65:61–68

16. Foley KT, Holly LT, Schwender JD. Minimally invasive lumbar fusion. Spine (Phila Pa 1976) 2003;28(15, Suppl):S26–S35

17. German JW, Foley KT. Minimal access surgical techniques in the management of the painful lumbar motion segment. Spine (Phila Pa 1976) 2005;30(16, Suppl):S52–S59

18. Lin RM, Huang KY, Lai KA. Mini-open anterior spine surgery for anterior lumbar diseases. Eur Spine J 2008;17:691–697

19. Ozgur BM, Aryan HE, Pimenta L, Taylor WR. Extreme Lateral Interbody Fusion (XLIF): a novel surgical technique for anterior lumbar interbody fusion. Spine J 2006;6:435–443

20. Fessler RG. Minimally invasive spine surgery. Neurosurgery 2002;51(5, Suppl):Siii–iv

21. Hovorka I, de Peretti F, Damon F, Arcamone H, Argenson C. Five years' experience of the retroperitoneal lumbar and thoracolumbar surgery. Eur Spine J 2000;9(1, Suppl 1):S30–S34

22. Iwahara T, Ikeda K, Hirabayashi K. Results of anterior spine fusion by extraperitoneal approach for spondylolisthesis. Nippon Seikeigeka Gakkai Zasshi 1963;36:1049–1067

23. Lane LD, Moore SE. Transperitoneal approach to intervertebral disc in the lumbar area. Ann Surg 1948;127:537–551

24. Madan SS, Boeree NR. Comparison of instrumented anterior interbody fusion with instrumented circumferential lumbar fusion. Eur Spine J 2003;12:567–575

25. Baker JK, Reardon PR, Reardon MJ, Heggeness MH. Vascular injury in anterior lumbar surgery. Spine (Phila Pa 1976) 1993;18:2227–2230

26. Regan JJ, McAfee PC, Guyer RD, Aronoff RJ. Laparoscopic fusion of the lumbar spine in a multicenter series of the first 34 consecutive patients. Surg Laparosc Endosc 1996;6:459–468

27. Christensen FB, Bünger CE. Retrograde ejaculation after retroperitoneal lower lumbar interbody fusion. Int Orthop 1997;21:176–180

28. Flynn JC, Price CT. Sexual complications of anterior fusion of the lumbar spine. Spine (Phila Pa 1976) 1984;9:489–492

29. Liu JC, Ondra SL, Angelos P, Ganju A, Landers ML. Is laparoscopic anterior lumbar interbody fusion a useful minimally invasive procedure? Neurosurgery 2002;51(5, Suppl):S155–S158

30. Bergey DL, Villavicencio AT, Goldstein T, Regan JJ. Endoscopic lateral transpsoas approach to the lumbar spine. Spine (Phila Pa 1976) 2004;29:1681–1688

31. Nakamura H, Ishikawa T, Konishi S, Seki M, Yamano Y. Psoas strapping technique: a new technique for laparoscopic anterior lumbar interbody fusion. J Am Coll Surg 2000;191:686–688

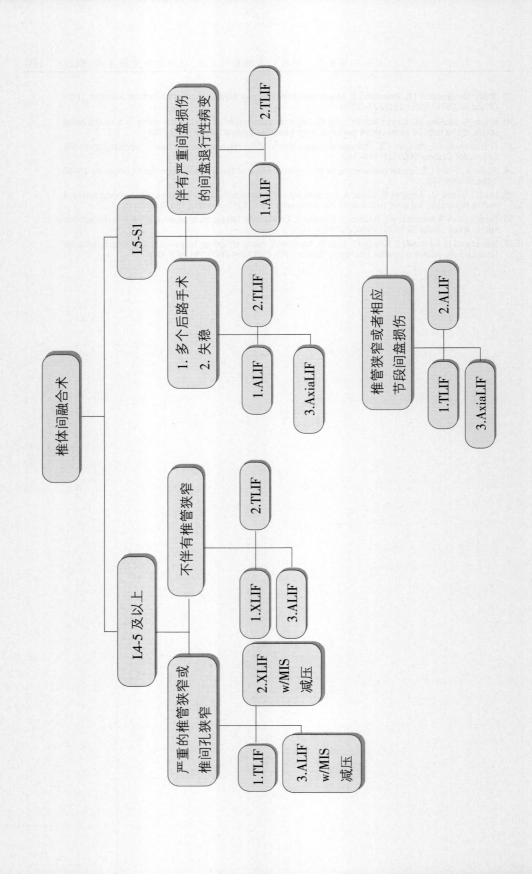

第9章
腰椎融合的替代方法：轴向椎间融合术（AxiaLIF）

Pierce D. Nunley

近年来，随着手术安全性的提高，可重复的先进的通道技术以及手术入路的发展，微创腰椎手术从一种可行性研究成功运用于临床。许多富有创新意识的外科医生为了减少医源性疾病、扩展和改善传统开脊手术的融合性和脊柱功能，不断改善这一术式。或许，一些在此之前没有安全、有效治疗手段的疾病，随着微创手术的发展能够得到治疗。

开放手术的缺点包括大量肌肉分离，神经收缩，韧带和骨剥离，暴露血管以及纤维环、前纵韧带（ALL）与后纵韧带（PLL）受损。传统融合术会带来不必要的瘢痕，并且仅仅因为暴露就可以导致解剖结构不稳。所有微创技术（MIS）都致力于减小或消除这些缺陷。

使用经皮球囊支持技术，轴向固定的目的在于通过较小的切口为椎间盘切除、终板制备以及植入物固定融合提供与传统手术类似的条件。较小的轴向工作通道也可以提供与传统手术相似的操作环境，如器械进入、椎间盘切除以及植入物植入，并且无论患者体型如何，本方法具有良好的重复性。

因为使用了管状套管或可扩张牵开器，微创技术可以很好地模拟传统脊柱手术前外侧、外侧、后外侧和椎间孔入路间盘的暴露与摘除。

当需要进行腰骶脊柱融合和稳定时，环形结构为纤维环提供的空间和对组织的支持作用优于其他 MIS 技术。轴向椎间融合术（AxiaLIF）系统和技术（经 S1，Wilmington，NC）正是充分利用微创轴线进入和微创设备所建立的一种技术。该技术代表了脊柱重建概念与经皮入路、影像指导和先进的生物力学植入物技术的结合。

轴向植入物和结构已经在严重滑脱和椎体次全切除这类开放脊柱手术中使用。矢状面腓骨移植和椎体替换设备均应用这一原则[1]。但是，这些结构的一个缺点就是对椎间盘退行性变伴或不伴有神经根病变患者植入移植物时需进行开放手术，包括轻度不稳。这里所介绍的方法结合了传统轴向稳定的优势以及微创通道技术达到融合的方法。

腰椎在前后弯曲、侧弯以及扭转时脊柱的中柱结构可得到很好的保护。腰椎前部为内脏，侧面环绕肌肉群、韧带，旁边和后方伴有神经元。这种轴向方式可以绕过这些关键结构，其独特的设计能够达到融合标准且这些组件与现行可接受的外科方法和生物力学结构相一致。

轴向进入腰前椎可改善生物力学效应,达到既融合又保留其运动功能。通过这种方法,仪器通过后侧进入,使用适当的技术,植入强有力的轴向结构以恢复椎盘高度和保持矢状线平衡,且对脊柱前凸的损伤较小,术后疼痛较轻。通过降低损伤椎间盘间隙的风险,轴向椎间盘进入可以简化用于融合终板的技术。

这一保留肌肉、纤维环、ALL 和 PLL 的进入方法,结合完整的纤维环到达韧带中心,是轴向技术的另一优势,这对于保留运动功能的植入物的成功植入非常重要。

在本技术用于人类前,已在尸体和猪模型上进行了检测和验证。应用经皮腰骶椎轴向融合(AixaLIF)设备和技术对 6 例猪模型和 15 例尸体标本进行手术。对于所有标本,均成功通过轴向进入完成腰椎融合。通过一个 2cm 的切口,在 X 透视镜的引导下,行椎间盘切除术以及 L5-S1 运动阶段稳定。

2002 年 5 月,Cragg 等人在小型可行性研究中对 3 例疑似病理性坏死的患者行腰骶椎椎间盘和椎体活检[2]。使用本技术无任何不良事件。患者对手术具有良好的耐受性,无明显的术后疼痛或并发症。随后,3 例患者使用轴向方法进行关节融合,并在 6 个月的随访观察中显示良好的治疗效果[2]。在 2003 年 11 月,由 Pimenta 等人进行了小规模的人体试验研究,研究纳入 35 例患者并且结果良好[3]。

2004 年底,经美国食品和药品管理局(FDA)批准后,2005 年 1 月,由 Levy[4] (Buffalo 大学)进行了首例 AxiaLIF。2005 年,10 位脊柱外科医师组成的小组通过治疗 L5-S1 椎间盘退行性变患者验证了 Pimenta 等人的试验结果 (研究共纳入约 90 例患者)。

2006 年,AixaLIF 方法在美国和欧洲脊柱手术治疗中使用, 累计 6000 例手术数据,发表同行评议原创文章 17 篇,并出版相关书籍。AxiaLIF 是最有效且受到最广泛研究的脊柱融合术之一:包括解剖学、术式方法、生物医学、功能结果、融合率和椎间盘退行性变的并发症、稳定性、成人脊柱侧凸退行性变的学术论文。虽然目前尚无Ⅰ级水平的研究,且多数研究为小规模和Ⅱ级水平的证据,但已获得大量数据以及令人振奋的研究结果。

一、术前评估

对于 AxiaLIF,制定术前方案是非常重要的,尤其对于那些涉及两个节段手术的患者。影像学检查,包括全骶视图,可用于从解剖学上确定是否适宜进行手术。腰椎磁共振成像(MRI)和计算机断层扫描(CT)的成像范围必须延伸至尾椎部位,为术前评估方案提供辅助。患者应在俯卧位,骨盆抬高姿势进行 MRI。已建立模板帮助选择适合的患者和植入物大小，并在术前方案和手术中提供导航。应用这些模板，不仅可以帮助确定正确的髂骨进入点和穿刺轨迹，并且在随后的过程中，有助于正确选择适合患者的植入物大小，并且根据所选植入物确定在椎骨上的钻孔深度。

二、手术操作中解剖注意事项

AxiaLIF 前柱融合术首先由 Cragg 等人通过骶前侧进入完成[2]。做一2cm 左右的纵向切口，距离中线旁开 1cm 左右。切口上部（头侧）位于骶骨裂孔下，骶结节韧带与骶韧带的汇集处。

小心地用钝性指针剥离切口进口顶部筋膜。一旦通过，就能进入骶前间隙。骶前间隙前部为直肠系膜的脏层膜，后部为覆盖骶骨和尾骨的盆脏筋膜。在这些筋膜间有一层含有结缔组织和脂肪的薄膜层。在剥离时，外科医生应多加小心避免损伤筋膜边缘。直肠系膜内脏面受损可导致直肠穿孔，穿过顶部骶前筋膜可以暴露下方的静脉丛。

直肠骶骨筋膜将直肠后隙分割成上下两部分。从约 3 或 4 节骶椎延伸至直肠壁后侧，终止于直肠肛门结合部上脏层筋膜 3~5cm[5]。对于某些患者，这部分筋膜可能很厚，需要小心进行钝性分离，或者在特殊情况下也可使用 8 号 Kelly/Pean 镊子进行锐性分离。

骶前间隙有多条血管结构，在穿过骶骨时可通过维持正中进入避免与其接触。需要注意的是骶正中动脉，经过 L5-S1 椎间盘间隙至尾骨。骶正中动脉的壁支形成骶外侧动脉，内侧支延伸至后直肠。不过，骶正中动脉的走向具有极大的异质性，也可能在整个 AxiaLIF 过程中看不到这些血管。

Yuan 等人[6]进行的骶骨解剖学详细检查提供了周围主要血管结构的详细情况。在该研究中，S1-2 水平的骶中线至左侧髂内动脉的平均距离为 4.3cm（MRI）/4.0cm（CT）；到右侧髂内动脉的平均距离为 3.8cm（MRI/CT）。此外，骶前间隙的平均厚度为 1.2cm（MRI）/1.3cm（CT）。这与 Oto 等人的报道一致，他们的测量范围为 1.06~1.62cm，并且男性的骶前宽度明显较厚（图 9.1）[7]。

交感神经丛通常位于 L5-S1 间隙，并且，在典型的 AxiaLIF 手术中不常见，这种手术通常从骶骨进入，位于 S1-2 水平。

手术技术细节可以参考以前的文献[8,9]。对于每一位患者，必须在手术前制定周详的术前方案。应使用经 MRI 的多平面图像分析以及 X 线片分析选择合适的患者。这些研究确定了直肠系膜的平面、骶骨形态以及用于定位指导导针进入的矢状面轨迹。术前当晚，执行标准的肠道准备。在手术室，患者以俯卧位固定于具有透视设备的手术台上。通过臀部的弯曲和填充升高并固定骶骨以确定轴向进入的正确

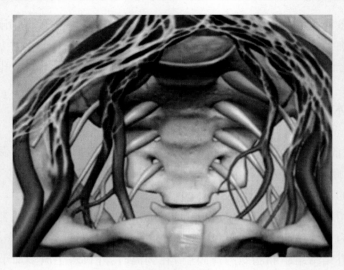

图 9.1 骶前解剖安全区。

姿势。根据情况,通过直肠管向直肠内吹入气体,随后使用黏附性手术单遮盖会阴,准备手术位置。

通过臀沟上部尾骨尖附近,微创轴向进入低位腰椎。扪及副尾骨韧带切迹,进入骶骨前间隙。用钝针进入尾骶骨隆起处,位置低于隆起。进入骨盆时,应小心谨慎。穿过骨盆筋膜层后针杆应向下翻转。在进针过程中,为了确保安全,需使用 Biplane 透视系统使针进入骶前间隙中线位置,针相对骶骨的位置由来自针轴下方的相对压力固定。当针到达 S1-2 间隙时,由前后向(AP)和侧向透视系统进一步明确行进轨迹。将一个锐利的斜导针插入骶骨,随后连续扩大软组织面,进入骶骨。通过建立 9mm 的工作通道完成轴向进入椎间盘的过程,套管用以保证设备进入椎间盘间隙的轨道及安全性(图 9.2)。

在轴向进入后,通过微创术行椎间盘切除。在 AxiaLIF 植入前,进行 3cm 的轴向椎间盘切除、终板准备和骨移植。从建立的椎间孔道中取回自体骨,并与骨补充材料和(或)生长因子混合。通过工作套管中一个 8mm 的球囊送入体内。

应用可伸展镍钛诺刮匙进行核髓减积手术,移除椎间盘组织,在给定半径内摩擦终板为融合提供出血床。通过相同的工作套管,用一系列线性组织提取装置将切除的椎间盘材料取出。随后通过一个交换套管插入各种长度和直径的螺钉以及固定杆,提供轴向拉力并为 L5-S1 节段间接减压。选择大小合适的撑开棒插入并且建立从骶骨至 L5 的穿骨通道。不同螺距的撑开棒撑开程度是不同的。通过置入一个大小适宜的单一固定杆完成椎骨间固定。植入后,移除套管,缝合皮肤,在皮肤进入部位覆盖隔离纱布。

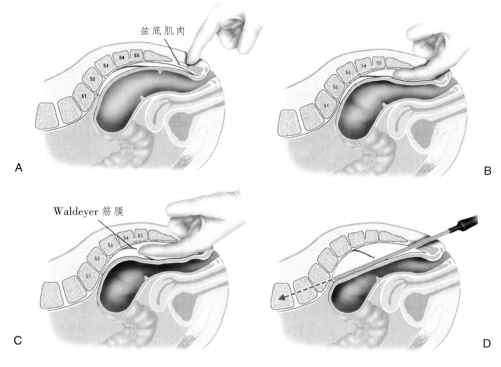

图 9.2　(A~D)操作步骤。

如果指征明确,可按常规方法进行最小开口减压和(或)后路探查或椎弓根螺钉固定,无论是否进行后路融合。

起初,通过轴向进入椎间盘间隙进行完整椎间盘切除术存在一定难度。在手术中使用一系列可回缩的镍钛合金椎间盘切刀使外科医生可以将较大的手术刀通过9mm 的入口置入椎间盘间隙进行椎间盘减积术以及终板的软骨刮除。这些刀具有单侧刀刃,并有不同的长度和弯折角度。对高效切割工具的需求,使切割系统不断发展,出现了不同长度和弯折角度的具有四种不同双刃的环形分割器。这一工具的每一个分割器均可以挖出核髓同时轻微摩擦终板边缘, 形成一个 3cm 直径的印记用于建立融合的血床。刀具下部可去除髓核并摩擦终板,而上部用于切削终板。切割器两侧的刀刃可以进行双侧切割。下一步对于塌陷椎间盘的操作要用到紧圆盘刀,因为传统的手术工具太大而无法进入椎间盘间隙。这些紧圆盘刀仍具有双侧刀刃,但为水平而非环状,并且其刚度使其可以不断摩擦终板。这些切割器的大小仅为 1.3mm,而环状切割器的大小为 3~4mm。随后用组织提取器(刷子)获取并移除从椎间盘间隙切除的材料。

　　3D 螺杆(经 S1, Wilmington, NC)是用于椎间盘间隙刚性固定和融合的主要植入物。螺杆在 L5 椎体内的螺纹部分因为与头侧力线垂直,而起到了对抗压缩应力的作用。螺杆进入 S1 尾部的支持面以相同的方式对抗压缩力。每一部分具有不同的螺距和不同的直径,故不会发生螺纹交错。这种螺距的变化使得螺杆进入两个椎体后分散其受力,达到神经根孔的间接减压和瞬时节段固定。早期的螺杆通常包括一个小螺杆和一个大螺杆,大螺杆在两侧具有较大的外侧直径。小螺杆的头端直径为 9mm,尾部直径为 12mm。大螺杆的头部直径为 11mm,尾部直径为 14mm。由于以前很少使用小螺杆,最后,大螺杆演变为 3D 螺杆(经 S1)。这种螺杆具有不同的长度和螺距,可根据患者和所需要的分散力选择不同的尺寸(图9.3)。

　　最开始,这一方法仅用于治疗 L5-S1 椎间盘间隙,但是经过改进后,也可用于 L4-5 椎间盘间隙的进入、准备和植入。由于这种独特的外科术式和双水平系统,在过去几年中,本手术的术前方案、进入技术、椎间盘切除术和固定术均发生了一定的变化,使本手术逐渐成熟。

　　AxiaLIF 2L 螺杆(经 S1)(图 9.4)具有两个钛镍合金植入物,共同固定在 L4-S1 节段建立刚性固定。第一个螺杆置于 L4-5 位置,并采用与 3D 螺杆相同的原理——螺距差异分散椎间压力。 第二个螺杆(S1 杆)具有螺旋部分,并在头部具有锥形轴,可与 L4-5 螺杆相连。通过 S1 螺杆与 L4-5 螺杆之间的相互扭转可建立 L5-S1 的分散力,从而将 S1 椎体与 L5 椎体分开,增加椎间盘高度。开始时,L4-5 螺杆和小号 3D 螺杆具有相同的尺寸。但是,这些尺寸(L4=9mm, L5=12mm)无法满足经 L4-5 椎间盘间隙进行适宜固定的需求。因此,该系统中的尺寸增加至目前的大小。目前螺杆的 L4 部分直径为 11mm,L5 部分为 13mm,S1 螺杆的直径为 15.5mm。L4-5 螺杆具有不同的长度和螺距组合,但是由于 S1 螺杆建立分散力的方式,这种螺杆仅有

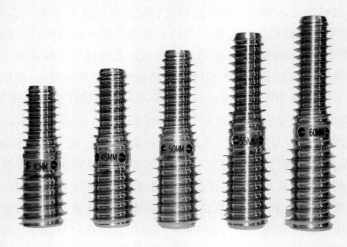

图 9.3　各种 3D 螺杆(经 S1, Wilmington, NC)。

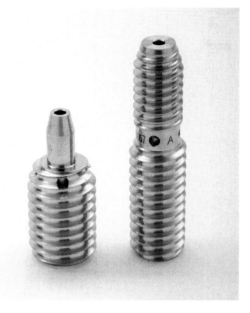

图 9.4　AxiaLIF 2L 螺杆。左侧为 S1 螺杆，右侧为 L4-5 螺杆（经 S1, Wilmington, NC）。

几种长度可供选择。

三、讨论

1. 治疗效果

　　与其他外科手术相比，由于 AxiaLIF 本身的微创性，该手术具有诸多益处。单一 AxiaLIF L5-S1 融合术，术后 1~2 年融合率为 82%~91%（图 9.5）[3,10-13]。这一结果与伴有或不伴有骨形态发生蛋白的开放 ALIF 手术 2 年结果（报道融合率为 68%~88%）具有可比性[3,11,12]。其他多重 ALIF 临床研究结果具有相似的融合率，为 68%~96%[14,15]。AxiaLIF 系统与传统脊柱融合技术具有相似的融合率，优于应用异体骨移植物，同时验证了骨形成蛋白有利于融合[11,14,15]。结合骨生成蛋白的椎体间融合术的融合成功率为92%[16]。但是，对于那些需要清除韧带结构或脊柱关节的脊柱融合术，存在植入物移动和生物力学稳定性减小的危险。

　　AxiaLIF 系统（经 S1）的优点在于，由于手术本身不破坏脊柱关节，并且该手术无须清除韧带组织，从而使移植物无多余的空间发生移动，所以不会发生植入物后方移位。另外，该手术穿过脊柱椎间盘间隙、抵抗剪切力，并且其在椎间盘椎体高位和低位形成角度，产生较大的阻力防止植入物移动。而传统椎体间融合术的外科植

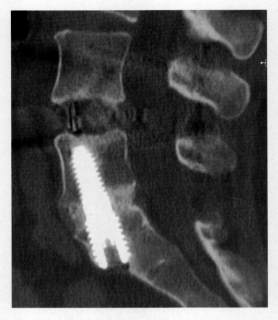

图9.5　螺杆进入椎间。注意上方融合器未显影。

入物会损伤纤维组织,这可能造成脊柱阶段的不稳定。保留这些结构有益于改善脊柱阶段的稳定性,有利于脊柱融合,降低愈合过程中过度移动和失衡的风险[17]。

　　通过天然存在的骶前脂肪垫,可直接进入椎间盘间隙。同时完全绕过盆腹腔前侧的大血管、神经、肌肉和脊柱关节。对于体型较大的超重患者,通过骶前轴向进入行脊柱融合是理想的融合术式。因为这比其他前向方法的组织浸润少,从而减少并发症和组织损伤,降低感染风险,并且不需要特殊的插入工具。此外,对于肥胖患者,轴向脊柱融合术比传统的前向脊椎间融合术 (ALIF)、后路椎体间植骨融合(PLIF)和 TLIF 更安全,因为在直肠区域存在较多的骶前脂肪垫,保护了神经和直肠结构。

　　大量的前瞻性和回顾性研究证实,AxiaLIF 微创融合术是一种为骶骨提供长节段融合前柱支持的有效替代疗法[11,18,19]。对于 L5-S1 椎间盘间隙,本方法具有相同的融合率,同时由于较好的组织保护能力,神经损伤和稳定性失衡的风险较低。多节段融合(L4-S1)被纳入 AxiaLIF 系统,并证实具有很好的融合结果。初期研究证实,手术后 12 个月的融合率为 90%,并且患者疼痛明显缓解,17.6% 的患者功能障碍指数(ODI)降低。但是,影像学显示 L4 AxiaLIF 螺杆远端以及后支持固定螺钉尖端存在透光性,无下沉证据。这些患者的附加记录证明,在 12 个月的时间内,邻近可透骨周围有清晰的新骨界限。

根据在两节段 AxiaLIF 融合过程中观察到的射线可透性，存在一系列与融合愈合相关的生物力学事件，这可能用于解释在十分成功的融合患者中存在某些射线可透性现象的原因。骨骼是一种黏弹性组织，并且可对压力产生敏感反应。在压力和（或）微运动减少的情况下，其可被吸收，需要 12~24 周的转化时间[20]。骨愈合过程包括 3 个不同且相互重叠的阶段：①炎症期；②修复期；③晚期重建。整个愈合过程发生在术后的 12~24 周[21]。但是，与生活方式相关的因素（如吸烟、体重、糖尿病和药物等）可能改变或延长愈合时间。

理想情况下，应该在融合的每个节段置入固定物并保证每一融合位点一致的稳定性。这样可以均分压力，并且通过更大面积的前侧和后侧固定（螺杆和椎弓根螺钉）降低每一节段骨骼和移植物交界处的压力。由于跳过固定节段，额外压力将转移至植入物和骨交界面的上部，增加额外微移动的风险，并且压力将被转移至压力区上部的骨组织。此外，由于在融合位点的椎弓根螺钉缺乏多节段位点，这在一定程度上影响了生物力学环境。这一现象的结果是在 L4-S1 脊柱节段有一个较长的杠杆臂，使附加压力和微移动转移至固定点以上水平（L4 脊柱）。位于椎弓根螺钉上侧的额外压力和微移动很可能是导致融合愈合早期阶段出现射线透过等一系列现象的原因。

2. 并发症

截至 2008 年 11 月 30 日，我们共完成 5290 例 AxiaLIF 手术。已知合计并发症发生率为 1.08%，其中重度并发症的发病率为 0.79%（经 S1）。最常见的并发症是肠道损伤（0.59%）。无死亡和永久性损伤的报道。与其他脊柱融合术相比结果更好。

通过一个切口，PLIF 可用于进行椎间盘切除术、椎体植入和刚性固定。亦可用于直接减压，但是存在很多与该技术相关的并发症。Okuda 等[22]报道的并发症包括，硬脊膜破裂（7.6%）、椎弓根螺钉位置不正（2.8%）、腿部疼痛增加（0.8%）、轻度或中度运动丧失（2.4%/3.6%）以及永久性运动丧失。Park 等[23]通过比较 PLIF 和 TLIF 发现，PLIF 的并发症为 9.1%。早先的后路手术明显增加了再手术的难度。

ALIF 是进入 L5-S1 椎间盘间隙最常用的方法，并可植入适当大小的椎体。该手术无需剥离脊柱肌肉且出血量较少。最适于过去无腹部手术的患者而不适用于修复手术，因为在这种情况下，该手术的血管并发症超过 50%[24]。Hynes 等[25]对适于进行 ALIF 手术的病例进行调查发现，血管损伤率为 10%，并且逆行射精的发生率为 1.1%。尚无文献报道存在生殖股神经损伤或感染。

TLIF 可以直接减压（至少为直接单侧减压），需要较少的神经牵拉以进入椎间盘间隙。PLL 以及其他中线支持结构被保留。在 TLIF 中，进入 L5-S1 椎间盘间隙存在一定风险，尤其是滑脱患者。Eckman 等[26]报道，最严重的并发症是神经根损伤

(27%)。其他包括神经根病(4%)[27]、低融合率[28]以及较差的运动终板[29]。Khan 等[32]回顾了 3183 例患者硬脊膜破裂的发生率。对于初次腰椎手术的患者，发生率为7.6%；而对于修复手术，这一数字增加至 15.9%。

虽然侧向腰椎融合术越来越普及，但是现有报道较少。侧向(经腰)方法无需进行脊柱肌肉剥离(后路手术)，并能降低前路方法血管损伤的风险。但在 L4-S1节段，不宜进行侧向手术，因为髂嵴会阻止进入椎间盘间隙。这对于多数 L4-S1 水平的患者都是如此。长时间牵拉生殖股神经(无论是否从侧方)可能是个问题，对于后路固定插入，患者必须变换位置。Bergey 等[30]报道，在腹股沟和大腿区域出现术后感觉异常(30%)。Bertagnoli 和 Vazquez[31]报道，在腹股沟区域出现神经传导障碍(80%)。并且，与其他水平进入相比，从 L4-5 直接侧向进入具有更高的神经损伤风险。

3. 翻修技术

对于需要术后翻修的案例，可对植入物进行修正或移除。对于假关节情况，可进行后外侧融合或在融合螺杆处(椎间盘间隙直径 8mm)经 ALIF 或 PLIF 过程用填充骨移植物的椎间融合器帮助融合。对于那些需要移除融合移植物的病例，可通过相同的进入途径，使用同样器械将移植物移出(图 9.6)。

4. AxiaLIF 手术中预防、发现和治疗结直肠损伤

AxiaLIF 手术最严重的并发症是直肠穿孔。虽然这种损伤的发生率极低(0.59%)，但损伤的严重性极大。这一问题可通过暂时的结肠造瘘或回肠造瘘术解决，但这一结果可同时影响患者的生活方式以及心理。

根据外科医师的经验，可以从多方面改进技术以使这种并发症降至最低：

- 尾骨末端全 MRI 分析
  - 评价骶骨间隙大小和范围
  - 确定是否存在异常血管
  - 确定手术路线
- 全肠道术前准备
  - 确保肠道可移动性
  - 在损伤时降低污染
  - 在直肠中纳入 Foley
  - 在直肠中注入气体(在实时透视系统监控下进行，避免直肠膨胀)，这有助于标识和骶前空间确定

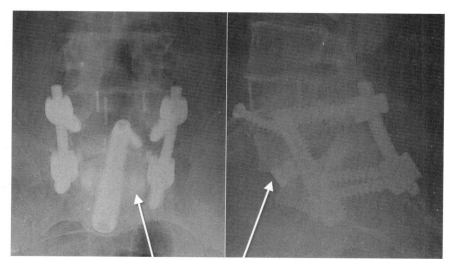

图 9.6　为修复假关节在 AxiaLIF 螺杆前放骶骨椎间融合器（白色箭头）。

- **钝性分离**
  - 从骶前游离直肠
  - 用触觉确定正确的剥离平面

手术中的器械变化：

- **固定导针**
  - 确保交换套管位于骶骨并且邻近骶骨，以减少组织移动至操作通道的风险
- **钝性交换套管**
  - 减少组织在套管和骶骨间受"挤压"的可能性

一项经由腹外科医生会诊的所有 AxiaLIF 直肠穿孔的回顾性研究认为，早期检查是降低肠穿环发生率的关键。如果在肠道准备的时候发现患者有损伤，其治疗方法与直肠镜检发现的损伤类似，即禁食、抗生素治疗并根据需要对损伤进行修复。

对于 AxiaLIF 而言，这一过程尤其重要，因为在该手术中很容易在直肠腹膜外造成损伤。饮食治疗对腹膜内损伤治疗作用不大，但是对于 AxiaLIF（以骶骨为支点），由于多数患者手术位置位于腹膜反射区或以上，因此这一治疗也是有一定作用的。

因为 AxiaLIF 手术所致的直肠损伤可通过硬式或活动式乙状结肠镜检出，所以许多进行 AxiaLIF 的医生已经将这一检查作为常规术后检查项目。

在首次进行 AxiaLIF 手术前，脊柱外科医生与普外或腹外科医生会诊，推荐使用经 S1。脊柱外科医生可能接受肠道准备和抗生素治疗的建议，而且，普外或腹外

医生对手术过程中可能出现的损伤的位置和类型十分了解。最后,会诊医生会一致同意治疗方案并根据患者出现的症状采取行动。总之,这些方法可能进一步减少目前在 AxiaLIF 手术中发病率较低的直结肠并发症。

5.展望

一种改良的螺杆系统正在建立, 这一系统拥有所有 3D 螺杆方法的优点并在此基础上进行了改良。新系统对每个椎间盘间隙的撑开可以更精确,并在撑开后将骨植入椎间盘间隙,该系统将提供与现有系统相同硬度的固定。

如前所述, 通过 L5-S1 和 L4-5 椎间盘间隙进入的微创术可用于腰骶融合,而这里也是核髓替代装置的理想放置位置。完整保留纤维环,使移植物移位的风险降至最低,由于手术本身术式具有较低的死亡率,而且因未破坏周围组织,不会出现脊柱单元失稳。经 S1 经皮核髓置换(PNR)植入物因具有与 3D 螺杆相似的手术方式,所以具备如上的益处。PNR 是一种运动保留装置,用于恢复椎间盘高度并通过适宜的椎间盘张力使机体具有正常的负载压力。两侧螺纹旋入椎间盘间隙两侧椎体内。随后通过一个转角植入核髓植入物并进入远端的转角。使用分散手柄和机械杆在插入核髓植入物前的脊椎转角分散椎间盘空间。原位将固化硅胶填充于可扩展硅胶膜,保护脱核椎间盘空间内的聚酯层直至其被填满。混合材料交联形成放射斑,低硬度橡胶具有较高的机械特性和抵抗永久变形的能力。聚硅氧烷材料作为纤维环中不可压缩的液体,将负载于椎间盘的压力转移成为纤维环内的圆周应力,这种方式与健康核髓接受负载的作用方式一致(图 9.7)。

经 S1 部分椎间盘替换术是一种运动限制或支持核髓系统,该系统在中心支持周围有由金属原位形成的缓冲器。这种装置的释放方式与 3D 螺杆进入骶骨的方式相同,并且该装置可在纤维环受损或发生退行性变而功能异常时使用。PDR 用于减轻重建正常脊柱高度带来的疼痛,同时提供与整个椎间盘取代相同的灵活性。与传统的 TDR 装置不同,本方法所植入的 PDR 保留所有韧带和周围软组织结构,从而提供更好的稳定性。

四、结论

与成熟的 ALIF、PLIF 和 TLIF 方法相比, 这种新型的轴向进入低位腰椎的方法是可靠、安全且有效的。技术的改进进一步提高了手术的安全性,并且通过应用微创技术,降低了与大型手术相关的病死率。随着近年微创手术的发展,这些方法具有较少的术后疼痛、较短的入院时间,并且与传统方法相比,所服药物亦明显减少。轴向脊柱融合法明显减少组织损伤并且可通过微创技术进入脊柱,保留骨周

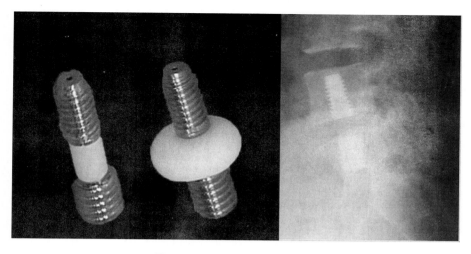

图 9.7 PNR（Wilmington，NC）.

围支持物的完整性。随着轴向髓核替代术和轴向机械椎间盘替代术的发展，未来这种技术可能成为治疗低阶段腰椎退行性疾病不同发病阶段多种病理情况的实用方法。

（李鑫鑫 译 李世民 校）

参考文献

1. Smith MD, Bohlman HH. Spondylolisthesis treated by a single-stage operation combining decompression with in situ posterolateral and anterior fusion: an analysis of eleven patients who had long-term follow-up. J Bone Joint Surg Am 1990;72:415–421

2. Cragg A, Carl A, Casteneda F, Dickman C, Guterman L, Oliveira C. New percutaneous access method for minimally invasive anterior lumbosacral surgery. J Spinal Disord Tech 2004;17:21–28

3. Pimenta L, Guerrero L, Cragg A, Diaz R. Minimal invasive percutaneous presacral axial lumbar fusion (AxiaLIF): prospective clinical and radiographic results after 30 months follow-up. Section on Disorders of the Spine and Peripheral Nerves, Congress of Neurosurgeons, Chicago, IL, October 7–12, 2006

4. Levy, E. New minimally invasive surgical technique moves lumbar spinal fusion to the cath lab. Cath Lab Digest 2005;(August) Special Clinical Issue

5. Carl A, Ledet E, Oliveira C, et al. Colorectal disease: percutaneous axial lumbar spine surgery. In: Perez-Cruet MJ, Khoo LT, Fessler RG, eds. An Anatomic Approach to Minimally Invasive Spine Surgery. St. Louis, MO: Quality Medical Publishing; 2006:654–670

6. Yuan PS, Day TF, Albert TJ, et al. Anatomy of the percutaneous presacral space for a novel fusion technique. J Spinal Disord Tech 2006;19:237–241

7. Oto A, Peynircioglu B, Eryilmaz M, Besim A, Sürücü HS, Celik HH. Determination of the width of the presacral space on magnetic resonance imaging. Clin Anat 2004;17:14–16

8. Cragg A, Carl A, Ledet E, Diaz R, Pimenta L. Percutaneous Axial Lumbar Spine Surgery: An Anatomical Approach to Minimally Invasive Spine Surgery. St. Louis, MO: Quality Medical; 2006:653–670

9. Marotta N, Cosar M, Pimenta L, Khoo LT. A novel minimally invasive presacral approach and instrumentation technique for anterior L5–S1 intervertebral discectomy and fusion: technical description and case presentations. Neurosurg Focus 2006;20:E9

10. Pimenta L, Bellera F, Carl A, Ledet E, Cragg A. New percutaneous access method and implant for L4–S1 spinal fusion surgery. Presented at AANS, Session 118 New and Evolving MIS Techniques: Drs. Fessler, Pimenta, Smith, and Isaacs; Orlando, FL; May 1–6, 2004

11. Aryan HE, Newman CB, Gold JJ, Acosta FL Jr, Coover C, Ames CP. Percutaneous axial lumbar interbody fusion (AxiaLIF) of the L5–S1 segment: initial clinical and radiographic experience. Minim Invasive Neurosurg 2008;51:225–230

12. Bradley W, Roush T, Hisey M, Ohnmeiss D. Minimally invasive trans-sacral approach to L5–S1 interbody fusion: technique and clinical results. SAS Global Symposium on Motion Preservation Technology; 8th Annual Meeting; Miami, FL; May 6–9, 2008

13. Tobler W, Bohinski R. Experience in 150 cases with the TranS1 minimally invasive fusion technique at L5–S1. Global Symposium on Motion Preservation Technology; 8th Annual Meeting; Miami, FL; May 6–9, 2008

14. Burkus JK. Bone morphogenetic proteins in anterior lumbar interbody fusion: old techniques and new technologies. Invited submission from the Joint Section Meeting on Disorders of the Spine and Peripheral Nerves, March 2004. J Neurosurg Spine 2004;1:254–260

15. Burkus JK, Dorchak JD, Sanders DL. Radiographic assessment of interbody fusion using recombinant human bone morphogenetic protein type 2. Spine (Phila Pa 1976) 2003;28:372–377

16. Salehi SA, Tawk R, Ganju A, LaMarca F, Liu JC, Ondra SL. Transforaminal lumbar interbody fusion: surgical technique and results in 24 patients. Neurosurgery 2004;54:368–374

17. Akesen B, Wu C, Mehbod AA, Transfeldt EE. Biomechanical evaluation of paracoccygeal transsacral fixation. J Spinal Disord Tech 2008;21:39–44

18. Pimenta L, Pesantez A, Lhamby J, Oliveira L, Schaffa T, Coutinho E. Two levels presacral Axial Lumbar Interbody Fusion (AxiaLIF): a prospective 12 months follow up: clinical and radiological results. Global Symposium on Motion Preservation Technology; 8th Annual Meeting; Miami, FL; May 6–9, 2008

19. Anand N, Baron EM, Thaiyananthan G, Khalsa K, Goldstein TB. Minimally invasive multilevel percutaneous correction and fusion for adult lumbar degenerative scoliosis: a technique and feasibility study. J Spinal Disord Tech 2008;21:459–467

20. Wolff J. Des Gesetz der Transformation der Knochen. Berlin: A. Hirschwald, 1892. Translated by P. Manquet and R. Furlong as The Law of Bone Remodelling. Berlin: Springer, 1986.

21. Kalfas IH. Principles of bone healing. Neurosurg Focus 2001;10:E1

22. Okuda S, Miyauchi A, Oda T, Haku T, Yamamoto T, Iwasaki M. Surgical complications of posterior lumbar interbody fusion with total facetectomy in 251 patients. J Neurosurg Spine 2006;4:304–309

23. Park JS, Kim YB, Hong HJ, Hwang SN. Comparison between posterior and transforaminal approaches for lumbar interbody fusion. J Korean Neurosurg Soc 2005;37:340–344

24. Nguyen HV, Akbarnia BA, van Dam BE, et al. Anterior exposure of the spine for removal of lumbar interbody devices and implants. Spine (Phila Pa 1976) 2006;31:2449–2453

25. Hynes R, Wasselle J, Velez D. Complications of the lumbar anterior surgical approach for artificial disc replacement of the lumbar spine. Spine J 2005;5:S64–S65

26. Eckman W, McMillen M, Hester L. Incidence and etiology of transient nerve root injury with lumbar transforaminal surgery. Spine J 2007;7:126S–127S

27. Schwender JD, Holly LT, Rouben DP, Foley KT. Minimally invasive transforaminal lumbar interbody fusion (TLIF): technical feasibility and initial results. J Spinal Disord Tech 2005;18(Suppl):S1–S6

28. Poh S, Yue WM, Chen LT, et al. Clinical and radiological evaluation of transforaminal lumbar interbody fusion at 2 years follow-up. Spine J 2007;7:25S

29. Javernick MA, Kuklo TR, Polly DW Jr. Transforaminal lumbar interbody fusion: unilateral versus bilateral disk removal—an in vivo study. Am J Orthop 2003;32:344–348

30. Bergey DL, Villavicencio AT, Goldstein T, Regan JJ. Endoscopic lateral transpsoas approach to the lumbar spine. Spine (Phila Pa 1976) 2004;29:1681–1688

31. Bertagnoli R, Vazquez RJ. The Anterolateral TransPsoatic Approach (ALPA): a new technique for implanting prosthetic disc-nucleus devices. J Spinal Disord Tech 2003;16:398–404

32. Khan MH, Rihn J, Steele G, et al. Postoperative management protocol for incidental dural tears during degenerative lumbar spine surgery: a review of 3,183 consecutive degenerative lumbar cases. Spine (Phila Pa 1976) 2006;31:2609–2613

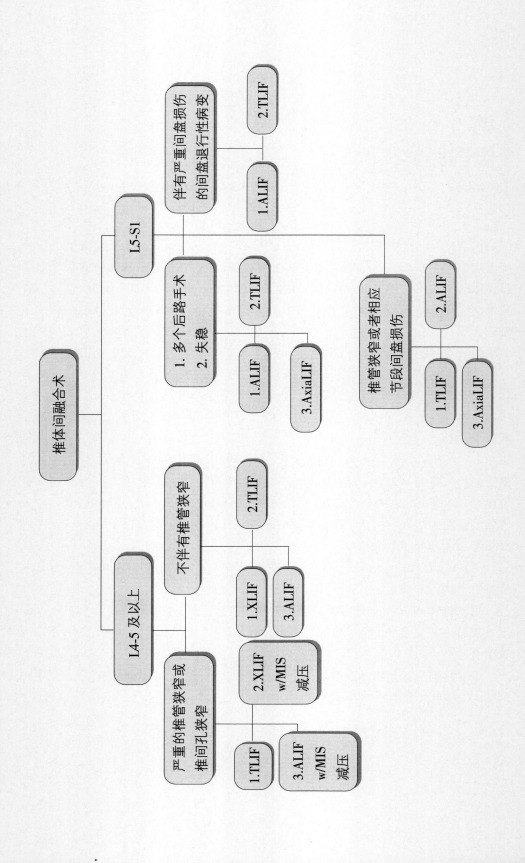

椎体间融合术

L4-5 及以上

L5-S1

不伴有椎管狭窄

严重的椎管狭窄或椎间孔狭窄

1.XLIF
3.ALIF

2.TLIF

1.TLIF
3.ALIF w/MIS 减压

2.XLIF w/MIS 减压

伴有严重间盘损伤的间盘退行性病变

1.ALIF

2.TLIF

1. 多个后路手术
2. 失稳

1.ALIF
3.AxiaLIF

2.TLIF

椎管狭窄或者相应节段间盘损伤

1.TLIF
3.AxiaLIF

2.ALIF

第10章
微创腰椎椎间融合：多种方式如何选择

Amjad N. Anaizi, Jean-Marc Voyadzis, Faheem A. Sandhu

在2001年，瑞典腰椎研究小组证实，腰椎关节融合术在治疗腰痛方面优于传统治疗方法[1]。此外，还能减轻机械腰背痛和神经根性疼痛，恢复正常的腰椎前凸和整体的矢状面平衡，以确保持久的疼痛缓解和生活质量的提高。为此，椎间融合技术已被广泛使用。与传统的后路脊柱融合技术相比其具有以下几个优点：增加了融合面积，在压力下放置融合器使得融合更容易。此外，该手术能够重新建立正常的椎间高度，使椎间孔狭窄得以间接减压。

腰椎脊柱融合是由Albee和Hibbs在20世纪初最早引入的[2,3]。他们描述了后路脊柱融合术治疗Pott病伴发的脊柱畸形。Capener和他的同事在20世纪30年代第一次描述了椎间融合术[4]。这种经腹治疗腰椎滑脱的方法称为前路腰椎椎间融合术（ALIF）。这1953年，Cloward描述了后路椎体间融合术（PLIF），这是一种后正中入路的椎间融合手术[5]。Harms和他的同事描述了椎间孔椎间融合，实际是单侧后外侧入路的PLIF。它因明显减少神经牵拉而减少了神经损伤[6]。极外侧植骨融合（XLIF，NuVasive，Inc.，San Diego，CA）是Pimenta在2001年描述的，是一种经腹膜后间隙到达脊椎的真正的侧入路手术[7]。XLIF提供了许多ALIF的优势，同时降低了一些前路手术的风险。Pimenta还推荐了一种轴向椎间融合术（AxiaLIF，经S1，Wilmington，NC），利用骶前间隙入路到达L5-S1[8]。这些技术的发展使得脊柱周围解剖结构的损伤减小。

自从椎体融合技术第一次被用来治疗腰椎滑脱后，其应用范围逐渐扩大。复发性腰椎间盘突出，椎板切除术后综合征，继发于间盘病变的背痛现在都常规进行融合[9]。

本章将回顾微创椎间融合技术的最大优势及其适应证。另外还将介绍在不同临床情况下医生如何选择微创椎体融合技术。

一、手术操作

1. 经皮椎弓根螺钉固定,微创经椎间孔腰椎椎间融合术

经椎间孔腰椎椎间融合术(TLIF)是融合技术中常用的方法。通过单侧(最好为有神经症状侧)半椎板和椎间关节切除进入椎间隙。在间盘完全摘除、终板修整后,在前柱装入融合器。插入椎弓根螺钉并给融合器加压以促进融合和重建腰椎前凸。

Foley 等人于 2003 年首次描述了微创经椎间孔椎体间融合术(MI-TLIF),它已成为日益普及的融合技术。与开放式 TLIF 相比,所需暴露更小[10,11]。MI-TLIF 采用旁正中切口,利用管状扩张器以减少椎旁肌肉损伤。可经皮插入对侧椎弓根螺钉以达到撑开的目的。通过肌肉撑开的方法来实现骨性减压,间盘切除术,终板的准备以及椎间植入物的插入。如开放式手术一样进行同侧椎弓根螺钉的插入和固定[10]。

MI-TLIF 相比开放式手术有几点重要优势。旁正中切口避免了为实现同侧神经充分加压而进行的脊柱峡部和全椎间关节切除,避免了在装入椎间植入物期间不适当的牵拉硬膜。此外,维护了中部骨骼、韧带的完整性,对侧经皮处理使得肌肉断裂减至最少,尤其是关节周围肌肉。近侧应为患者的根性症状侧。对于严重的椎管狭窄,可以进行椎板减压。可进行棘突下方切开,对侧椎板钻孔,以实现双侧的椎管减压。严重双侧椎间孔狭窄的情况下,可以通过一个单独的对侧切口,用管状牵开器放置椎弓根螺钉。用微创技术进行翻修手术并不复杂。应用旁正中切口因为避免了通过瘢痕组织而更有利一些,而这在传统的后正中切口暴露中则是不可避免的。

TLIF 和 MI-TLIF 都有相似的缺点。其中重要的一点是重新建立正常的椎间高度和生理前突需要放置大的椎间融合器。另外很难同时解决旋转畸形。充分向前放置的内植物是重新建立正常的腰椎前凸以及构成挤压促进融合的关键。进行这一步时,如果发现存在神经根孔内神经分支则不再进行。虽然这是一个极为罕见的现象,但应该通过术前影像学有一个全面的评估。试图牵拉神经继续进行手术将有神经损伤的风险[11]。如果在术前发现,可以采用对侧 TLIF 或其他替代方法。

经皮椎弓根螺钉 MI-TLIF 是一种相对较新的方法,已有初步证据证实其有效性。Lowe 等发表了一组 40 例患者接受微创 TLIF 并随访平均 36 个月的数据[12]。其融合率达到 90%,Oswestry 功能障碍指数显著改善。Schwender 等人进行了一组共 49 例患者,随访最少 18 个月的调查[13]。在最后一次随访时,影像显示融合良好,视觉模拟疼痛评分和 Oswestry 功能障碍指数明显改善。Jang 和 Lee 在一组 23 例接受 MI-TLIF 同侧椎弓根螺钉和对侧经关节螺钉固定患者的研究中得到了类似的结果[14]。

　　MI-TLIF 适应证包括：退变性间盘病变、伴有腰背痛或神经根性痛的 1~2 度滑脱、复发性间盘突出(无论有无腰背痛)。对于严重的椎间孔狭窄压迫单侧神经而产生的腰背痛、伴椎管狭窄的复发性间盘突出，这项技术非常适宜(图 10.1)。

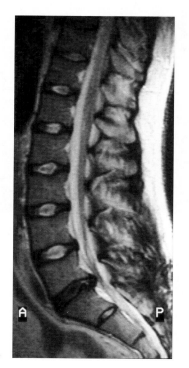

图 10.1 36 岁男性，出现长期腰痛和左下肢疼痛，有 L5-S1 椎间盘切除术的手术史。(A)术前矢状位和(B)经轴位 MRI 显示 L5-S1 间盘病变伴左侧椎间孔狭窄。保守治疗无效，进行了一个左侧 L5-S1 微创经椎间孔腰椎椎间融合术，经螺钉固定。(待续)

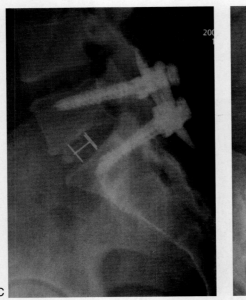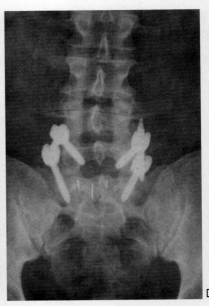

图 10.1(续) (C)正位和(D)侧位 X 线片显示内植物位置。患者术后背部和左腿疼痛明显缓解。

2. 微创侧方植骨,经皮椎弓根螺钉固定

XLIF 最早于 2001 年由 Pimenta 作为一个传统的腰椎腹膜后入路的改进方法提出[15]。这种方法的优势有:实现了椎间和椎体的直接可视化,允许插入一个大的植入物,中央和神经根孔的间接减压。还避免了传统前路手术的缺点:如可能需要外科医生开腹,血管或交感神经损伤,前纵韧带断裂的风险。在 L4-5 用管状扩张器穿过腰大肌时可能损伤腰骶丛神经根。然而,通过使用实时术中神经监测系统可以减少其发生机会。XLIF 技术限于髂嵴以上,对于 L5-S1 或 L4-5 并不适用。

患者取侧卧位,固定于手术台。为进入腹膜后间隙,可通过侧位透视定位于病变间盘。对于多节段病变,切口在手术范围中部。打开腹外斜肌、腹内斜肌、腹横肌进入腹膜后间隙。直视腰肌,钝性剥离以方便放置初级扩张器。应用扩张器通过腰大肌停靠到病变间盘。连续肌电图(EMG)监测,以免损伤腰椎神经根。序贯扩张,通过腰肌,最终扩张器被固定就位。环形切开,完全切除间盘。终板修整,插入植入物。

侧方植骨融合对正常脊柱解剖影响很小。除了后方肌肉外,很少干扰骨组织和韧带,能够保持前纵和后纵韧带的完整性。一个真正的侧方技术允许放置一个大的椎间植入物,从而最大限度地增加融合潜力,同时也实现了间接减压神经孔以及恢复间盘高度的目的。侧方植骨融合提供了许多 ALIF 的优势,同时尽量减少了来自腹膜、大血管及交感神经丛的风险。

　　侧方植骨融合的方法也有其局限性。L5-S1 由于髂嵴存在而不能达到。患者通常取侧卧位，需要额外固定。在 L4-5 穿过腰大肌时，可能伤及腰骶丛以及生殖股神经。这可能导致无力、疼痛及下肢感觉减退，也可能导致腹腔内肠管损伤。

　　侧方植骨融合的指征包括椎间盘退变性疾病，1~2 度腰椎滑脱，没有显著椎管狭窄的复发性腰椎间盘突出。椎间盘退变性疾病、椎间盘破碎伴中度椎间孔狭窄以及神经根病变最为适宜。对于并发椎管狭窄的患者，微创 TLIF 被证明是一种更合适的技术，因为其无需额外暴露就能进行双侧减压。侧方椎间融合可以辅助一些微创减压器具进行后路固定而无需额外切口。侧方植骨融合也被证明适用于已经施行过后路手术的患者，因为可以避开瘢痕组织（图 10.2）。

3. 前路腰椎椎间融合术，经皮椎弓根螺钉固定

　　ALIF 自 20 世纪 30 年代推出以来，已经成为治疗腰椎滑脱实现腰椎融合的一种常用的技术。它是一种直接的前路腰椎手术，避免了脊柱后部的干扰。多年来，在传统 ALIF 基础上已经产生了几种变化，包括迷你开放 ALIF、腹腔镜 ALIF 和内镜腹膜后 ALIF。我们认为在所有这些方法中，包括传统的开放式 ALIF，微创将对正常的脊柱解剖结构的影响减至最低。ALIF 技术的变化已超出本章的讨论范围。而脊柱外科医生必须充分考虑其优点和缺点，这是非常重要的。

　　一般气管内麻醉诱导后，患者被放置在仰卧位。然后消毒、铺单。旁正中进入，腹膜后入路。暴露脊柱及间盘前方。这里可能需要分离大血管，尤其在 L4-5 节段。完整切除椎间盘，避免损坏终板。清理终板，植入植入物。透视下确定植入物位置良好。冲洗切口，常规关闭伤口。患者取俯卧位，经皮椎弓根螺钉固定。这也可以在第二次手术中进行。

　　我们认为 ALIF 是一种微创手术，因为它几乎完整地保存了正常的脊柱解剖，只需要破坏前纵韧带纤维环和椎间。椎间高度最大限度地恢复了椎间孔高度，间接对神经根出口进行了减压。前入路避免了对神经的牵拉和潜在伤害的可能。ALIF 也没有破坏后柱而重建了腰椎前凸。它能够恢复正常的生理曲度，这点优于 TLIF[16]。

　　与任何融合技术一样，ALIF 也有其缺点。主要是腹部腹腔脏器、大血管及交感神经和腰骶神经丛受损的风险[17]。血管损伤风险最大的是 L4-5。ALIF 技术也带有一个重大的风险，男性术后可能由于上腹下神经丛损伤出现逆行性射精[18]。男性的生育能力是一个重要的考虑因素，而手术还伴随着明显的切口疼痛、术后肠梗阻和恢复期长的问题。

　　大量的研究证实了 ALIF 的有效性和安全性。Inoue 等人在 1984 年对 350 例患者行 ALIF 治疗 516 个节段的病变，融合率达 94%，并具有显著的临床改善[19]。1998年Kuslich 等人对 591 例患者进行了一个或两个节段的 ALIF。247 例进行了 24 个

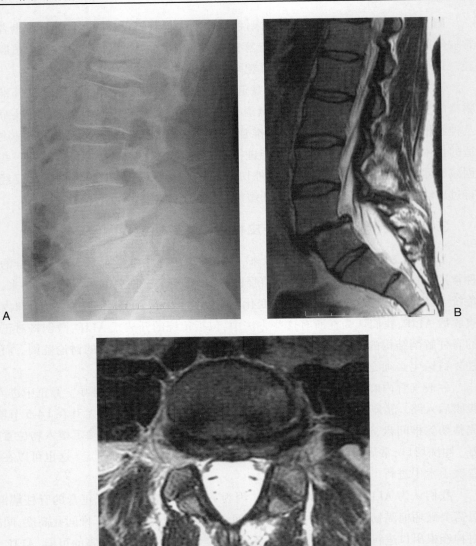

图 10.2　47 岁男性,出现长期腰痛,发展到双侧下肢疼痛,左侧更明显。(A)腰椎侧位 X 线片显示 2 度腰椎滑脱,L4-5 过屈/过伸位像未显示失稳(未显示)。(B,C)腰椎 MRI 显示 L4-5 2 度腰椎滑脱、双边椎间孔狭窄,左侧显著。保守治疗失败后,他接受了 L4-5 侧方椎间融合术,经皮螺钉固定。(待续)

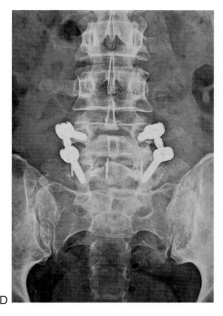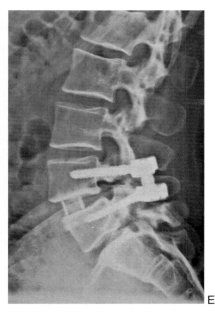

图 10.2(续)　(D,E)术后腰椎正侧位 X 线片显示椎间高度恢复良好,腰椎前凸保持,腰椎滑脱完全复位。背痛和根性症状明显缓解。

月的随访,融合率达 93%。这组患者的疼痛程度明显减轻,功能状态显著改善[20]。Hsieh 等人报道了 32 例 ALIF 和 25 例 TLIF 患者进行超过 4 年的对照,观察椎间孔高度和生理前突的角度。研究发现, 在随访 2 年后,ALIF 所有影像学指标均优于 TLIF,但无明显差距[16]。

　　ALIF 的适应证包括:椎间盘退变性疾病(DDD)、1~2 度滑脱和复发的髓核脱出(HNP)。前路有一些独特的优势,使其成为患者理想的选择。ALIF 技术能实现最小损失的椎间融合,脊柱解剖基本正常,只破坏纤维环和间盘,对后柱无影响。前路可以放置一个大椎间植入物,有效地恢复腰椎的生理曲度。这使得 ALIF 成为对于术前影像学提示腰椎前凸损失重大的患者的一种理想方法。前路腰椎椎间融合是历史最悠久的椎间融合技术,尽管随着脊柱外科的演变和发展,新的融合方法不断出现,但它仍然是一个经常使用的手段(图 10.3)。

4. 微创经皮 AxiaLIF 椎弓根螺钉内固定

　　经皮 AxiaLIF 由 Pimenta 第一次描述, 这是一种新型的微创腰椎融合方法,特别是在 L5-S1 节段。此技术已成为可能损伤腹部结构的前路椎间融合技术和可能干扰后路的稳定的替代后路融合技术。

　　在距尾骨 2cm 处做一 15mm 的切口,通过筋膜钝性分离。在 X 线透视下将导

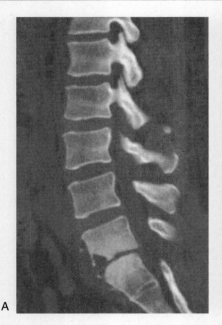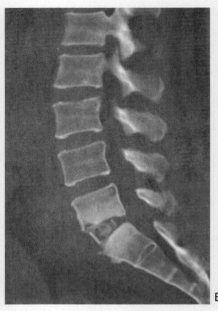

图 10.3　37 岁男性 L5-S1 椎间盘切除术病史,术后发生间盘炎,外院进行清创术,后发展为慢性背部和左腿疼痛。(A)CT 显示在 L5-S1 受侵蚀的 L5 端板和生理前凸的损失。手术为 L5-S1 的前路腰椎椎间融合术,经皮椎弓根螺钉置入。(B)术后 CT 表现理想,放置一个大的垫片增加了椎间盘高度和改进前凸。他的背部疼痛在手术后明显好转。

针或空心针插入 S1-2 交界处。将一个尖锐的导针插入,然后通过 S1 进入L5-S1 间盘。经过一系列扩张,经骶骨建一通道。切除间盘,用 3D 拉杆通过 L5-S1 椎间,进入 L5 椎体。装置由上、下部分组成,每一个特定直径和螺距决定 L5-S1 间隙大小。根据所需选择适当的植入物。额外的骨移植物和其他材料可在插入螺纹插塞之前放入,然后去除套管。经皮椎弓根螺钉固定[8]。

　　AxiaLIF 技术利用了骶前间隙的脂肪和结缔组织,避免了损伤输尿管、腹膜后结构和大血管的可能。也能保持韧带、肌肉和骨组织的稳定,以及前纵韧带、后纵韧带和纤维环完整性。微创解剖周围的结构,可以减少相邻间盘的医源性损害,并不影响间盘高度。

　　AxiaLIF 不适用于以前进行过腹膜后手术的患者,这样会增加潜在肠穿孔的可能。这种方法也不适用于严重 L5-S1 椎间盘退变的患者,因为这样的患者可能会很难达到所需要的条件。

　　由于 AxiaLIF 是一种相对较新的方法,很少有临床预后的报道。Aryan 等人发表了一组数据,AxiaLIF 治疗 35 例患者,25 人治疗后情况稳定。这些患者随访平均 17.5 个月,在最后一次随访时,91%有影像学证据的融合[21]。

　　适应证包括那些需要进行 L5-S1 间隙的融合的情况，如 DDD、1~2 度滑脱和复发性间盘突出。AxiaLIF 技术最适合之前进行过前路或后路手术的患者。L5-S1 的融合可以适当选择微创 TLIF 或 ALIF（图 10.4）。

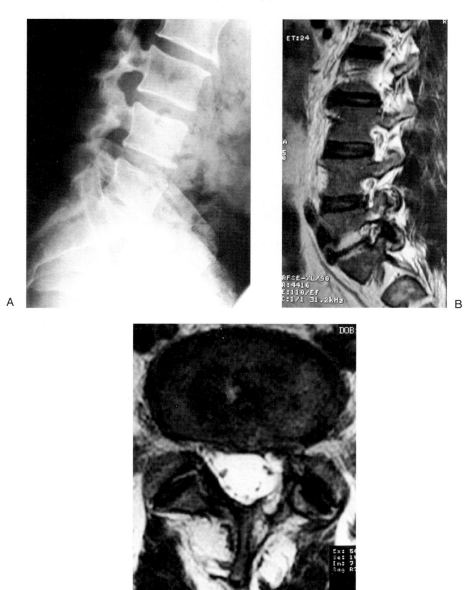

图 10.4　50 岁男性，椎间盘突出，L5-S1 神经根病变，有顽固的背部和左腿疼痛。(A)平片和(B,C)CT 显示 L5-S1 间盘破碎，双侧神经根孔狭窄，左侧显著。由于有多次后路手术经历，因此选择前路。但患者不能接受前路风险。建议选择 AxiaLIF(经 S1，Wilmington，NC)。（待续）

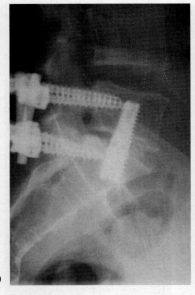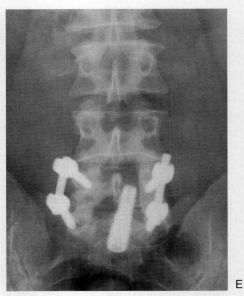

图 10.4(续)　(D,E)术后造影检查发现增加的间盘椎间高度满意。背部疼痛及根性症状缓解满意。

二、讨论

在 L4-5 及以上节段可以任选三种微创方式之一。没有低度滑脱或有椎间孔狭窄的神经病变患者，没有腹部手术史或严重椎管狭窄的患者适宜侧方融合以达到后路的稳定。在此临床情况下也可以进行 ALIF,不过腹膜后血管使得风险变得更大。对于椎间盘突出伴有严重椎管狭窄或侧隐窝狭窄的患者,微创 TLIF 能够直接行同侧椎间孔减压或椎板切除行双侧减压。而严重 DDD 或前凸严重的患者进行ALIF 效果良好。因为这种术式采取前方入路,撑开椎间效果好,手术操作距离最短,其中对复杂椎间的处理是其最大优势。另外,还可以安放大的融合器从而使腰椎前凸和整体的矢状面平衡得以很好的恢复。

对于 L5-S1,同样有三种微创方式可以选择,因为在这里无法进行侧方植骨融合。如前所述,严重的椎间孔狭窄或腰椎管狭窄症的患者最好选择微创 TLIF。对于严重的 DDD 或明显的椎间盘破碎情况,ALIF 可能是最合适的方法。

之前进行过手术的患者最好避开手术瘢痕,否则会增加出现并发症的机会。之前进行过脊柱后路手术的患者,最好采用侧方植骨融合。TLIF 技术也可以选择,这样基本可避免大部分的瘢痕,但硬膜外腔仍然存在瘢痕组织。有过腹部手术病史的患者应避免前路手术,包括 ALIF 和 AxiaLIF,根据以前手术的瘢痕情况,XLIF 也可能存在困难。

　　脊柱外科医生对于背部机械疼痛、神经根性疼痛、经常性 HNP 和失稳,有几种椎间融合技术可以选择。这些技术可以将破坏性降到最低,并能降低并发症和最大限度地保存正常的脊柱解剖结构。我们必须了解每一种技术的优势和劣势,这样能够为每个患者选择最为理想的手术方式。

（董立平　译　李世民　校）

参考文献

1. Fritzell P, Hägg O, Wessberg P, Nordwall A; Swedish Lumbar Spine Study Group. 2001 Volvo Award Winner in Clinical Studies: Lumbar fusion versus nonsurgical treatment for chronic low back pain: a multicenter randomized controlled trial from the Swedish Lumbar Spine Study Group. Spine (Phila Pa 1976) 2001;26:2521–2532

2. Albee FH. Transplantation of a portion of the tibia into the spine for Pott's disease: a preliminary report. JAMA 1911;57:885–886

3. Hibbs RH. An operation for progressive spinal deformities. New York Med J 1911;93:1013–1016

4. First Description of Lumbar Interbody Fusion published by Capener and Colleagues

5. Cloward RB. The treatment of ruptured lumbar intervertebral discs by vertebral body fusion, I: Indications, operative technique, after care. J Neurosurg 1953;10:154–168

6. Harms JG, Jeszensky D. The unilateral, transforaminal approach for the posterior lumbar interbody fusion. Oper Orthop Traumatol 1998;6:88–99

7. Ozgur BM, Aryan HE, Pimenta L, Taylor WR. Extreme lateral interbody fusion (XLIF): a novel surgical technique for anterior lumbar interbody fusion. Spine J 2006;6:435–443

8. Marotta N, Cosar M, Pimenta L, Khoo LT. A novel minimally invasive presacral approach and instrumentation technique for anterior L5-S1 intervertebral discectomy and fusion: technical description and case presentations. Neurosurg Focus 2006;20:E9

9. Tay BBK, Berven S. Indications, techniques, and complications of lumbar interbody fusion. Semin Neurol 2002;22:221–230

10. Foley KT, Holly LT, Schwender JD. Minimally invasive lumbar fusion. Spine (Phila Pa 1976) 2003;28(15, Suppl):S26–S35

11. Holley LT, Schwender JD, Rouben DP, Foley KT. Minimally invasive transforaminal lumbar interbody fusion: indications, techniques and complications. Neurosurg Focus 2006;20: E6

12. Lowe TG, Tahernia AD, O'Brien MF, Smith DAB. Unilateral transforaminal posterior lumbar interbody fusion (TLIF): indications, technique, and 2-year results. J Spinal Disord Tech 2002;15:31–38

13. Schwender JD, Holly LT, Rouben DP, Foley KT. Minimally invasive transforaminal lumbar interbody fusion (TLIF): technical feasibility and initial results. J Spinal Disord Tech 2005;18(Suppl):S1–S6

14. Jang JS, Lee SH. Minimally invasive transforaminal lumbar interbody fusion with ipsilateral pedicle screw and contralateral facet screw fixation. J Neurosurg Spine 2005;3:218–223

15. Ozgur BM, Aryan HE, Pimenta L, Taylor WR. Extreme lateral interbody fusion (XLIF): a novel surgical technique for anterior lumbar interbody fusion. Spine J 2006;6:435–443

16. Hsieh PC, Koski TR, O'Shaughnessy BA, et al. Anterior lumbar interbody fusion in comparison with transforaminal lumbar interbody fusion: implications for the restoration of foraminal height, local disc angle, lumbar lordosis, and sagittal balance. J Neurosurg Spine 2007;7:379–386

17. Rauzzino MJ, Shaffrey CI, Nockels RP, Wiggins GC, Rock J, Wagner J. Anterior lumbar fusion with titanium threaded and mesh interbody cages. Neurosurg Focus 1999;7:e7

18. Sasso RC, Kenneth Burkus J, LeHuec JC. Retrograde ejaculation after anterior lumbar interbody fusion: transperitoneal versus retroperitoneal exposure. Spine (Phila Pa 1976) 2003;28:1023–1026

19. Inoue SI, Watanabe T, Hirose A, et al. Anterior discectomy and interbody fusion for lumbar disc herniation: a review of 350 cases. Clin Orthop Relat Res 1984;183:22–31

20. Kuslich SD, Ulstrom CL, Griffith SL, Ahern JW, Dowdle JD. The Bagby and Kuslich method of lumbar interbody fusion: history, techniques, and 2-year follow-up results of a United States prospective, multicenter trial. Spine (Phila Pa 1976) 1998;23:1267–1278

21. Marotta N, Cosar M, Pimenta L, Khoo LT. A novel minimally invasive presacral approach and instrumentation technique for anterior L5-S1 intervertebral discectomy and fusion: technical description and case presentations. Neurosurg Focus 2006;20:E9

22. Aryan HE, Newman CB, Gold JJ, Acosta FL Jr, Coover C, Ames CP. Percutaneous axial lumbar interbody fusion (AxiaLIF) of the L5–S1 segment: initial clinical and radiographic experience. Minim Invasive Neurosurg 2008;51:225–230

第四篇
其他考虑因素

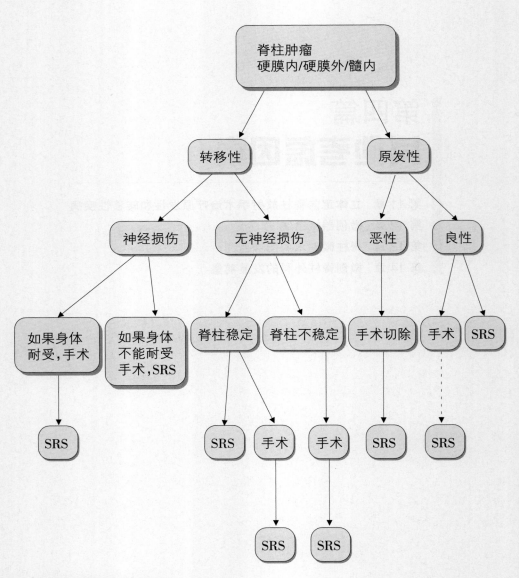

注:SRS,立体定向放射手术。

第 11 章
立体定向脊柱放射手术治疗原发性和转移性疾病

Edward A. Monaco Ⅲ, Peter C. Gerszten

脊柱和脊柱结构肿瘤具有极高的致死率,脊柱原发肿瘤相当少见,但如果发生通常会引起相应症状,并且经验证明治疗困难[1]。转移性疾病发生率成倍增加,北美每年有近 200 000 个病例确诊为脊柱转移瘤[1-3],其中 10% 出现预料中的神经压迫症状。为了对肿瘤采用较好的多学科综合治疗并提高患者的长期生存率,对临床医生来说,精通脊柱肿瘤的诊断和治疗尤为重要。

脊柱肿瘤的治疗目的包括以下几方面:阻止原发疾病进展,保护脊柱结构的稳定性,保护神经系统功能和消除疼痛[4]。一般,目标的实现可以通过单纯地采用手术、放疗、化疗,或者综合治疗[5]。过去 20 年来,临床医生真切地感受到了实施微创治疗的好处,它可以在副反应最小的基础上取得最好的治疗效果。不管是采用分子靶向的激酶级联反应还是实施微创手术技术,保护未受影响的正常组织都十分方便。

脊柱放疗领域发生了相同的变化。传统的放射治疗通常用于脊柱恶性肿瘤的最初阶段,这种人们熟知的治疗模式采用一种或者两种低准确性非适形射线束。不幸的是,传统脊柱放疗效果因为周围组织相对不能耐受高剂量放射而打折扣,尤其是脊髓和其他神经组织,所采用治疗剂量远低于理想的实施剂量,由于放射生物效果不充分导致疾病复发频繁或者恶化[12-14]。

相比之下, 对希望治疗的组织给予准确的严格控制的放射剂量有助于定向施加理想剂量,更好地控制肿瘤和症状,最大限度地降低周围正常组织结构损伤的可能性,就如同颅内立体定向放射手术所获得的丰富经验一样[12,15-23]。随着成像技术的改善、放射给予方式的进步以及计算机化治疗方案生成,脊柱立体放射手术已经成为脊柱原发和转移肿瘤并发患者的有效手段。

一、立体定向脊柱放射手术背景

放射手术可定义为通过立体定向方法对特定靶区进行准确的适形、大剂量射线照射[24]。脊柱放射手术起源于颅内良性和恶性疾病的放射手术治疗[25-30]。传统颅内放射手术基于框架系统,需要在颅骨上安装坚硬的框架定位和固定目标病灶。由于颅内病灶在空间上与颅骨本身联系固定,所以颅内放射手术是可行的。借助所安放的坚硬立体定位框架作为基准参考系统，多粒子束的放射剂量精准到达靶区就变为可能。单次、高剂量放射由此成为受欢迎的方式，目前已经证实，这项技术对控制脑膜瘤向脑内转移非常有效。

在脊柱，病灶与一个或者多个椎体节段有特殊的固定联系。而且，与颅顶相比，脊柱为高动结构，因此，脊柱放射手术与颅内放射手术类似，需要一个立体定向框架牢固固定于脊柱靶病灶附近。早期人们尝试在脊柱上直接放置这种侵入性的体外坚固性支架(即 Hamilton–Lulu 颅外立体定向框架)，但这种方式没有被广泛采纳[31,32]。另一种方式采用非侵入性固定方式，使用真空枕头或者泡沫垫放置于CT可检测到的框架中，对患者从头到大腿中部覆盖[33,34]。

自从 20 世纪 90 年代中期首次推荐使用基于立体定向脊柱放射手术的直线加速器 (LINAC)，许多中心都开始进行高适性高剂量照射治疗脊柱疾病[1,12,14,16-18,21,22,24,35-44]，而且，最近证实脊柱放射手术治疗脊柱原发性和转移性肿瘤是安全有效的[12,14,16,17,21,22,24,36,38-40,42,44]。随着用于治疗和定位的成像技术水平提高，结合增强放疗(IMRT)，允许临床医生对脊柱旁到髓内任何部位的病灶进行治疗，对靶区可以给予高剂量，而正常组织所受影响很少。

二、脊髓耐受性

对脊柱靶区高适性剂量照射的理论优点是极大地限制放射性脊髓炎发生的可能性。尽管人们对脊柱放射具有丰富的经验，但是对单次大剂量照射的脊髓耐受所知甚少[22,45,46]，人们对脊髓耐受性的认识源自对全厚脊髓的系列外射线照射，对 5~20cm 长脊髓照射总剂量估计达到 5Gy 时，5 年后有 5%的可能性发生放射性脊髓炎[47]。这些结论是根据 20 世纪 40 年代的数据推断得来的，尽管如此，进行脊柱照射的医生还是广泛采纳了这些推断。因此，标准分级体系指出脊髓耐受剂量为 45~50Gy。通常分级方法认为单次剂量 1.8~2Gy，总剂量 45~50Gy 在脊髓耐受剂量范围内，有研究使用 8Gy 单次剂量进行长节段脊髓照射，没有发现脊髓疾病发生[48,49]。

我们对 172 名患者研究发现，颈椎和胸椎节段在 2~3 周以上接受单次剂量照射总剂量达到 40~70Gy，9 名患者发生放射性脊髓病[50]。另一项研究随访 387 名接受单次放射治疗的支气管癌患者，发现 17 名患者发生放射性脊髓炎[51]，患者的总剂量平均为 38Gy。109 名头与颈部肿瘤患者接受分次放射治疗总剂量 57~62Gy，7 名患者发生脊髓病[7]。另一项研究中，203 名患者接受对脊椎和胸椎总剂量达 54~60Gy 的放射照射，8 名患者发生放射性脊髓炎[52]。另一项研究中，652 名患者接受标准单次放疗，总剂量超过 60Gy，仅有 1 名患者发生明显的脊髓炎[53]。最后，350 名胸部肿瘤患者接受总剂量达到 33~43.5Gy 的照射，3 名患者报告发生放射性脊髓炎[54]。

三、治疗方案和剂量

脊柱放射手术过程可分为 4 个独立的部分。第一步,患者必须固定和(或)植入图像引导基准物。第二步,扫描 CT 图像用于制定治疗计划和生成数字重建图像(DRR)。第三步,完成计划照射剂量。最后,对患者进行准确的放射剂量照射。完成这些步骤需要的团队个体包括外科医生、放射肿瘤医生和医用物理学家,脊柱放射手术通常在门诊进行。

治疗处方涉及体积和放射剂量的量化。临床靶区体积(CTV)包括肿瘤总体积(GTV)以及有肿瘤浸润高度可能性的临近区域。在确定放疗计划时,CTV 以及完整的结构对避免有害放射剂量十分关键。病灶 GTV 描述可通过 CT 和 MRI 联合确定。放射剂量也需要根据肿瘤病史及以前正常组织的辐射暴露来决定,尤其是脊髓组织。然而,目前几乎没有最有效和最小毒性剂量方案的指南报道,照射剂量和分割方案变化范围很大。匹兹堡大学基于使用 Leksell Gamma knife 机器(Elekata, Inc., Norcross, GA)治疗颅内疾病的实践实施了单次放射手术规范。

肿瘤放射剂量维持在 12~20Gy,80% 等剂量线与靶体积边缘吻合可用做单次治疗,所提供的最大瘤内剂量范围是 15~30Gy。有研究证实,肿瘤边缘 16Gy,瘤内最大剂量 20Gy 可以极好地控制肿瘤, 并且对脊髓或者马尾放射损害风险最小[38]。其他报告的剂量方案是 1~5 次 6~30Gy[12,17,18,22,23,55-58]。

进行治疗规划时,脊髓和(或)马尾作为重要结构需要标出,从马尾远端的整个椎管需要标出。为了避免放射性脊髓炎的发生, 推荐单次治疗方案的脊髓剂量为 10Gy 以下,14Gy 大概为马尾的最高安全剂量[46]。制订治疗方案时,需要把以上的约束条件与靶剂量结合考虑,为实现这一目标,治疗小组使用理想的剂量分布,并且通过反向治疗规划来设计现场装置(束流角度)和合适的束流强度。

四、成像导航和适形治疗

放射手术成功的两个原则是靶区定位和靶区固定。准确地摆放患者和定位病灶对完成放射手术治疗十分关键,已经有很多方法用于患者的定位和固定[1,48]。颅内放射手术的范例涉及对患者安放坚硬的固定框架、CT 成像和最终治疗[40],随后无框架技术获得成功。

脊柱放射手术的一种方法是在一个非侵入性立体定向机体框架或者固定支架里固定患者, 这些装置无法保证患者保持最好的位置,但通过获得治疗前后的图像,可以使患者保持在可接受的位置内。采用此项技术的一个病例是安德森癌症中心进行的近似同步 CT 成像导航立体定向放射治疗系统。每一名患者固定于可塑性机体真空垫中,并由塑料固定壳包裹,患者通过一个轨道系统直接从 CT 扫描机运送到线性加速床[23]。另一个例子是斯隆–凯特琳癌症中心研发的斯隆立体定向机体框架(MSBF),患者覆盖一系列压力板,在同一间屋子获得 CT 扫描和进行直线加速治疗。治疗前 CT 通过采用骨骼标志的设计 CT 直接载入,治疗和扫描方案的第二个基准载入系统允许确定机体框架的定位误差,通过比较锥束–CT、正交摄像以及从原始 CT 设计获得的数字重建放射图像,最终确定定位[57]。

第二种定位方法是在准确治疗时频繁获得定位图像来调整患者位置。CyberKnife 影像导航放射手术系统(Accuray, Inc., Sunnyvale, CA)是这种方法的典范,CyberKnife 系统的构成包括 6 兆伏线性加速盒(安装在计算机控制的六维机械臂上)和 2 台正交定位诊断 X 线相机[59,60]。图像从 X 线相机获取并进行放射图像特征识别,然后自动与计划 CT 比较,以便对机械臂通过实时控制环与准确的肿瘤位置相沟通,从而对计划靶区分配离子束照射[39,61-63]。除放射床以外不需要附加固定,因为治疗过程中机体结构的位置时刻被监测,在肿瘤治疗过程中任何位置改变能被迅速检测到并纠正[1]。

放射手术的辐射递送需要准确成型的离子束,这可以通过 360°可旋转台架完成,允许多方向束线照射。所选择束线角度可提供理想的靶区范围而区别开正常组织。通过使用准直仪可以进一步修正束线,使束线变细并准确地限定于治疗区域。多叶准直仪(MLC)通过移动叶片使束线成型,从而持续调整靶区大小。用于放射手术的叶片非常小,允许对极小的区域(微 MLC)进行准确的辐射照射。这种技术被称作调强放射治疗(IMRT)。

Novalis 赋形波束手术单元(BrainLAB, Westchester, IL)是采用这种方法进行脊柱放射手术的典范。这种机器是一种特殊的治疗装置,由装配微 MLC 的 6mV 线性加速器和室内的两个千伏特(keV)X 线机组成。相同方向的模拟 CT 扫描所生成的两张数字重建放射图像作为 X 线图像,系统随后对 X 线图像所标注的内部解剖结构和数字重组图像进行比较,并且根据等中心点偏差自动调整患者位置[56]。

获取体积或者三维预处理图像的能力提高了治疗的准确度与精密度,这样可以检测到患者摆放体位中的旋转误差,并且能够自动全面地登记程序。TomoTherapy Hi-Art 系统(TomoTherapy, Inc., Madison, WI)是结合治疗方案和 CT 图像导航的螺旋 IMRT[35,64],该系统构成包括安放在 CT 扫描台架上的小 6meV 直线加速器和调节束线输出的 64 片多叶准直器,从而使该系统能够对多标靶同时给予高适辐射剂量。最后,每天治疗前的兆伏级 CT 扫描能够与计划 CT 扫描相结合来保证患者体位摆放的准确。

锥束图像使用千伏扫描器和探测器,每一次扫描器的完整旋转能够获得几百幅投射图像,这些图像通过重建软件能够转换为 CT 样轴向层面。锥束扫描对骨与软组织结构提供高度的立体分辨率,这就允许以亚毫米的靶区误差设置位置[1]。Elekta Synergy S 机器(Elekta, Inc., Atlanta, GA)是第一台用于放疗图像导航的数字化控制直线加速器,在患者治疗的同时可在治疗位置获取三维图像。仪器机器床通过调整患者位置适应所检测到的位置误差, 从而保证放射靶区的准确性。Novalis TX 机器 (Varian Medical Systems, Palo Alto, CA and BrainLAB, Westchester, IL)将锥束图像并入室内双 X 线机。

五、放射手术治疗脊柱转移性疾病

过去 10 年来,脊柱放射手术与颅内放射手术模式类似,临床经验随新技术进步而增加(图 11.1 和图 11.2)。病灶可类似任一组织类型,并且能够位于脊柱全长,包括硬膜外和硬膜内。候选放疗肿瘤可能是外科切除伤害太大,或者是残留附件不能切除的。候选患者可能是患病太重不能耐受手术,或者是预期寿命太短不能合理选择手术。放射手术能用于阻止肿瘤进展,这可能导致脊柱不稳和神经部件损害。脊柱放射手术的确同颅内放射手术类似,可以作为肿瘤的主要治疗方法,并且通过提高对原始肿瘤的控制防止再辐射的可能。

1. 疼痛

治疗脊柱肿瘤的主要并发症是疼痛,发生比例相当大,历史经验已经证明,放射是治疗脊柱恶性肿瘤疼痛的一种有效方法。不幸的是,传统体外束线放疗因为组织耐受剂量限制,可能使疼痛缓解有限。我们的机构对 436 名脊柱放射手术患者的研究发现,86%的患者总体上有长期疼痛改善,这一特殊结果依赖于肿瘤组织学分类,96%的乳腺癌,96%的黑色素瘤,94%的肾细胞癌和 93%的肺癌患者疼痛缓解[65-68]。但疼痛不是即刻缓解,通常在治疗后几天到几周发生。放射手术对肿瘤压迫神经根引起的疼痛也有效。

乔治城大学附属医院有关疼痛控制和生活质量改善的数据目前经验最丰富[19,58]。放射手术患者随访时间长达 24 个月,患者的疼痛控制和生活质量维持具有统计学意义,副反应小而少见。斯隆-凯特林癌症中心所治疗患者平均随访时间 12 个月,90%症状显著缓解[1],其他一些研究所报道的疼痛控制效果类似[12,14,16,18,21,22,69]。

2. 肿瘤放射进展

目前对脊髓恶性肿瘤的治疗方法通常是传统的辐射疗法和(或)手术。如果这些方法失败,而且影像学证实肿瘤进展,进一步的传统辐射治疗就会因为脊髓毒性

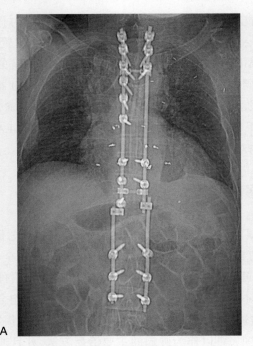

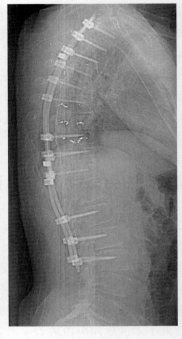

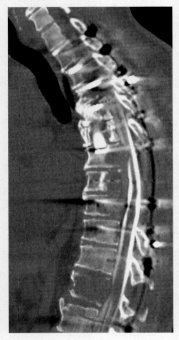

图 11.1 50 岁男性患者，患有转移性甲状腺癌。(A)正位和(B)侧位 X 线片显示接受过开放手术减压和 T2-L3 内固定融合。患者先前 T12 水平进行过传统的分割放疗。(C)随访影像显示肿瘤进展并对 T12 脊髓压迫。给人的感觉是，放射手术可以避免脊柱长序列中间部位切开，对肿瘤总体积所用辐射剂量为 18Gy，通过 9 个平面束线单次照射 (Synergy S, Elekta, Inc., Atlanta GA)。(待续)

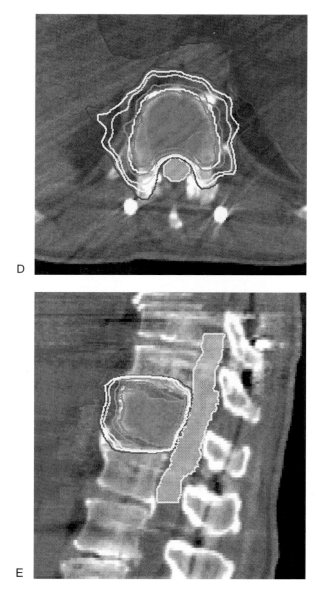

图 11.1(续) 　(D)轴位和(E)矢状面治疗计划影像,肿瘤总体积是 39.9cm³,脊髓接受最大剂量为 11Gy,脊髓不到 1cm³ 区域接受剂量超过 8Gy。

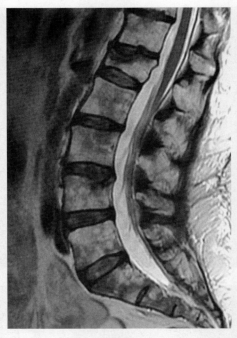

图 11.2 54 岁女性患者,患有转移性乳腺癌。患者以前腰椎进行过传统分割放疗,因为严重的下腰背部疼痛进行神经外科会诊。(A)MRI 显示随着疾病在 L1、L3 和 L4 进展,L1 和 L4 发生压缩骨折,患者可能需要在放射手术后进行经皮甲基异丁烯酸椎体强化术。(待续)

的可能性而受到阻碍。这种"困境"下通常采用放射手术。

匹兹堡大学曾治疗 500 例进行性脊髓病患者,88% 的患者达到了长期放射肿瘤控制效果[38]。不同组织疼痛与肿瘤控制的程度不同:乳腺 100%,肺 100%,肾细胞 87%,黑色素瘤 75%。斯隆-凯特林癌症研究中心曾报道一组患者的长期放射肿瘤控制率达 90%[1]。据报道,另外几组患者在肿瘤进展后接受放射性治疗,也达到了相似的放射肿瘤控制率[12,14,17,18,58,70]。

3. 主要治疗方式

如果脊髓放射手术的发展效仿颅内放射性手术,放射性手术很有可能将成为治疗一些脊髓恶性肿瘤的前期疗法。比如,对于只有一个病变症状,但影像学病变很多者,脊髓放射性疗法有很多益处。首先,前期放射性治疗大大减少了对神经部件和其他正常组织的辐射剂量,使之后的放射手术可以再次进行。这样可以避免椎体辐射引起的骨髓抑制,达到更好的系统治疗。单一的一次治疗可能比传统分割治疗的放射生物剂量更大。通过前期疗法,我们组内 90% 的患者已经达到长期的肿瘤控制,同样的组织学类型决定结果(乳腺、肺、肾细胞的控制率为 100%,黑色素瘤转

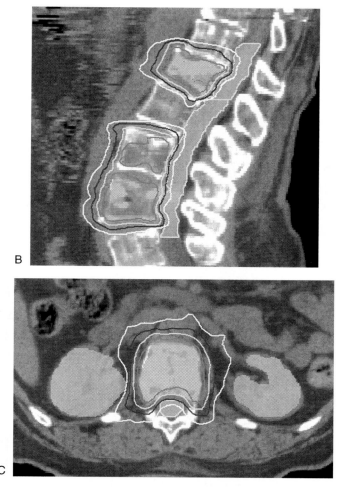

图 11.2 续　(B)矢状面和(C)轴位治疗计划影像,肿瘤总体积所接受的治疗剂量为 16 Gy,通过 9 个平面束线单次照射(Synergy S, Elekta Inc., Atlanta,GA)。肿瘤总体积是 68.3cm³,马尾接受最大剂量为 11Gy。

移酶控制率为 75%)[38,65,68]。

4. 开放手术后或者追加照射

开放手术后通常会有或说一定会有残余的肿瘤,尤其是当恶性肿瘤已经扩散时,这时就需要神经减压术。需要的话可以用脊髓器材使之稳固。术后再用脊髓放射手术来治疗残存肿瘤。而且放射手术还可以改变手术计划。比如,邻近组织影响不严重的情况下可能不需要开放手术,但可以用放射手术治疗,这样可以通过减少手术时间和复杂性来减少手术并发症。最后,放射性手术不同于标准放射治疗,它在术后短时间内即可应用。由于对浅筋膜所用剂量微小,放射手术在术后几天之后即可进行,而不必等到几个星期之后。急剧减少的辐射剂量可以防止过度的皮肤接触并减小伤口失败的危险。

对开放手术术后辅助脊髓放射手术的评估表明,它可以成功地稳定相关疾病,并有可能改善神经功能[70]。根据匹兹堡大学应用颅内放射手术的经验,我们发现开放手术之后再加上脊髓放射手术对治疗残余肿瘤安全有效[38]。

当高抗放射性肿瘤需要治疗时(比如肾细胞癌、肉瘤、黑色素瘤),放射手术可以作为传统辐射的追加疗法。需要再次强调的是,放射手术治疗可以减少对周围正常组织的辐射,为肿瘤提供大的放射生物剂量。资料证明,这种"追加"疗法对于长期放射控制肿瘤是一种很有效的方法[1,22]。

5.进行性神经功能缺损

对于进行性神经功能缺损,开放手术减压已经成为治疗的主体。但有的病例不能做开放手术,这时候风险就很大。传统辐射疗法历来被用于治疗这些病变症状。匹兹堡大学曾对不能进行开放手术的 42 名患者进行治疗,86%的患者神经功能缺损得到了临床改善[38]。据报道,其他的患者群也出现了类似的结果[1,58]。

六、放射手术治疗脊柱原发性恶性疾病

原发性脊柱肿瘤的发生率比转移性疾病要低好几倍。最常见的脊柱肿瘤包括脊索瘤、软骨肉瘤和骨原性肉瘤。然而,大多数的原发性组织都相对具有放射抵抗性,用来避免脊柱毒性的传统放射量不足以长期控制肿瘤。实际上,接受放射量越少的部位越容易出现肿瘤复发。从放射生物学角度来看,较大的单次剂量辐射对这样的肿瘤可以达到较好的控制效果。然而,由于彻底手术切除原发性肿瘤存在很大困难,放射性治疗成为一种很重要的辅助疗法。为了加大对原发性病变的放射剂量并保护正常组织,脊柱放射手术作为一种放射性疗法正在被进一步研究[71]。然而,至今几乎还没有公开数据表明放射手术对原发性脊柱肿瘤的效果究竟如何。

七、放射手术治疗脊柱原发性良性疾病

放射手术在脊髓良性疾病中的应用也不及其在转移性肿瘤疾病中的应用广泛。硬脑膜内髓外良性肿瘤和动静脉畸形是备受关注的两个领域。相应地,这也密切地关系着颅内放射手术的发展。

目前,对脑膜瘤、神经鞘瘤和神经纤维瘤的初始疗法为显微手术切除。当然,因为它们是硬脑膜内的,而且与正常的神经组织紧密相连,使得放射手术的安全放射量成为一个问题。这些肿瘤不具有侵袭性,当它们被彻底切除后可以治愈[72,73]。放射手术对这些肿瘤的指征与其对转移性疾病的指征是类似的。接受开放手术有禁忌的患者是潜在的候选人[74]。对于出现许多功能障碍甚至皮神经综合征的患者来说,放射手术是一种可行的疗法。最后,微创放射手术对于难以再次进行开放手术和难以治愈的肿瘤复发是有用的[74]。

在匹兹堡大学,我们看到放射手术对治疗硬脑膜内髓外良性肿瘤已经取得良好的效果,反映了颅内放射手术的研究发现。我们在 100 多例肿瘤患者中发现 70%的患者达到了持续的疼痛缓解和良好、长期的肿瘤控制效果[75]。长期的放射反应也被证实[74]。良性肿瘤放射手术的一个理论风险是有可能出现继发恶性转化,然而至今尚未发生。

1. 脑脊髓膜瘤

脑脊髓膜瘤来源于蛛网膜盖细胞, 多发于女性, 且多发于胸椎。在用CyberKnife 治疗的 16 例肿瘤病例中,2/3 达到了放射稳定,1/3 的放射肿瘤有所减小[74]。许多患者在疼痛强度上都得到了明显的改善。单次放射作为开放手术的辅助疗法已经被用于 13 例脊膜瘤的治疗中。在平均 17 个月的随访中,放射肿瘤的控制率达到了 100%[75]。

2. 神经纤维瘤

脊柱的神经纤维瘤通常和 1 型神经纤维瘤病(NF1)相联系。功能障碍主要发生在颈部脊柱,而且呈现多样化。在 7 例患者中,9 例神经纤维瘤接受放射手术,结果显示 85%达到了放射肿瘤控制效果[74]。但是,症状改善并不代表着肿瘤稳定。匹兹堡大学中有 25 例神经纤维瘤患者接受了放射性治疗(NF1 21 例,NF2 4 例),并未出现放射肿瘤进展[75]。然而,接受疼痛症状治疗的 13 例患者中,只有 8 例有疼痛缓解现象。有趣的是,疼痛症状未达到缓解的患者都患有 NF1,这与之前的发现是类似的。这意味着放射手术对与 NF1 相关的神经纤维瘤效果可能不太显著。而对患有 NF1 病的患者进行显微手术,却效果甚微。该发现与以上提到的观点是一致的。导致这种反常现象的原因尚未查明。可能是因为 NF1 具有更强的侵袭性,导致放射手术产生了对肿瘤稳定不可逆的神经损伤。

3. 神经鞘瘤

神经鞘瘤是最常见的脊柱硬脑膜内髓外良性肿瘤[76]。它们在脊柱各部位出现的概率是一样的。在放射手术治疗的 30 例神经鞘瘤患者中,除 1 例外均达到了放射肿瘤控制效果[74]。1/3 的患者症状得到缓解,但是 20%的患者治疗后出现临床衰弱症状。匹兹堡大学治疗过 35 例神经鞘瘤患者。82%的患者(17 例中有14 例发生)疼痛显著改善[75]。主要用放射手术治疗的 7 名患者中有 6 名达到了放射肿瘤控制效果。3 名患者因为新的或持久性神经功能缺损需要后期的手术切除。

4. 动静脉畸形

对脑动静脉畸形(AVM)的立体定位放射性手术已经被证明是一种非常有效的微创疗法[77]。对于 2.5cm 或更小的病灶,闭塞率经常可达 80%~85%[37,78-82]。使用放射性疗法后,AVM 的动脉巢必然逐渐增殖,最后闭塞[83]。这说明脊髓放射手术对脊髓 AVM 是有疗效的。AVM 也确实已经成功地使用放射手术进行治疗[84]。尽管脊髓 AVM 有几个亚型,但那些相对紧凑的病灶是最理想的靶标。2 型脊髓 AVM,也叫球AVM,具有紧凑型血管病灶。这种脊髓 AVM 用传统的显微手术和血管腔内疗法历来很难治疗,所以经常不予治疗。

斯坦福大学用 CyberKnife 治疗的 23 例脊髓 AVM 患者是有报道的最大患者群[85]。其中 22 例为 2 型脊髓 AVM。12 例位于颈椎,8 例位于胸椎,3 例位于圆锥区。边缘剂量范围为 16~21Gy(平均 20.3Gy),范围为 1~4 个节段。尽管术后MRI 显示AVM 大小减小,但是只有 8 名患者接受了脊髓造影,其中的 3 名有完全闭塞的血管造影。随后平均 35 个月的随访中,无再出血事件记录。这些有限的经验表明,用以治疗脊髓 AVM 的放射手术,其未来依然是不确定的。

八、结论

对脊柱放射手术的研究仍在继续。放射手术为原发性和转移性肿瘤提供了一个非常有效的微创疗法。它避免了许多开放手术,甚至是微创开放手术带来的高并发症发生率。而且,成功地运用放射手术治疗脊髓恶性病变可以彻底地改变开放手术的程度,显著减小对大段脊柱神经和正常组织的射线照射,如此,相对于传统的分割性外照射放疗,可以给予病灶更大剂量的放射生物学治疗。随着了解的深入,放射手术作为一种主要的治疗形式,的确可能会变得更加普遍,正如它已成为治疗颅内恶性肿瘤的普遍方法。

(魏学磊 解敏坤 译 李世民 校)

参考文献

1. Yamada Y, Lovelock DM, Bilsky MH. A review of image-guided intensity-modulated radiotherapy for spinal tumors. Neurosurgery 2007;61:226–235

2. Black P. Spinal metastasis: current status and recommended guidelines for management. Neurosurgery 1979;5:726–746

3. Gokaslan ZL, York JE, Walsh GL, et al. Transthoracic vertebrectomy for metastatic spinal tumors. J Neurosurg 1998;89:599–609

4. Lu C, Stomper PC, Drislane FW, et al. Suspected spinal cord compression in breast cancer patients: a multidisciplinary risk assessment. Breast Cancer Res Treat 1998;51:121–131

5. Gerszten PC, Welch WC. Current surgical management of metastatic spinal disease. Oncology (Williston Park) 2000;14:1013–1024

6. Faul CM, Flickinger JC. The use of radiation in the management of spinal metastases. J Neurooncol 1995;23:149–161

7. Kim YH, Fayos JV. Radiation tolerance of the cervical spinal cord. Radiology 1981;139:473–478

8. Markoe AM, Schwade JG. The role of radiation therapy in the management of spine and spinal cord tumors. In: Rea GL, ed. Spine Tumors. Park Ridge, IL: American Association of Neurological Surgeons; 1994:23–35

9. Shapiro W, Posner JB. Medical vs surgical treatment of metastatic spinal cord tumors. In: Thompson R, Green J, eds. Controversies in Neurology. New York: Raven Press; 1983:57

10. Sundaresan N, Digiacinto GV, Hughes JEO, Cafferty M, Vallejo A. Treatment of neoplastic spinal cord compression: results of a prospective study. Neurosurgery 1991;29:645–650

11. Sundaresan N, Krol G, Digiacinto CV, et al. Metastatic tumors of the spine. In: Sundaresan B, Schmidek H, Schiller A, et al, eds. Tumors of the Spine. Philadelphia, PA: WB Saunders; 1990:279

12. De Salles AA, Pedroso AG, Medin P, et al. Spinal lesions treated with Novalis shaped beam intensity-modulated radiosurgery and stereotactic radiotherapy. J Neurosurg 2004;101(Suppl 3):435–440

13. Loblaw DA, Laperriere NJ. Emergency treatment of malignant extradural spinal cord compression: an evidence-based guideline. J Clin Oncol 1998;16:1613–1624

14. Ryu SI, Chang SD, Kim DH, et al. Image-guided hypo-fractionated stereotactic radiosurgery to spinal lesions. Neurosurgery 2001;49:838–846

15. Amendola BE, Wolf AL, Coy SR, Amendola M, Bloch L. Gamma knife radiosurgery in the treatment of patients with single and multiple brain metastases from carcinoma of the breast. Cancer J 2000;6:88–92

16. Benzil DL, Saboori M, Mogilner AY, Rocchio R, Moorthy CR. Safety and efficacy of stereotactic radiosurgery for tumors of the spine. J Neurosurg 2004;101(Suppl 3):413–418

17. Bilsky MH, Yamada Y, Yenice KM, et al. Intensity-modulated stereotactic radiotherapy of paraspinal tumors: a preliminary report. Neurosurgery 2004;54:823–830

18. Chang EL, Shiu AS, Lii M-F, et al. Phase I clinical evaluation of near-simultaneous computed tomographic image-guided stereotactic body radiotherapy for spinal metastases. Int J Radiat Oncol Biol Phys 2004;59:1288–1294

19. Gagnon GJ, Henderson FC, Gehan EA, et al. Cyberknife radiosurgery for breast cancer spine metastases: a matched-pair analysis. Cancer 2007;110:1796–1802

20. Jin J-Y, Chen Q, Jin R, et al. Technical and clinical experience with spine radiosurgery: a new technology for management of localized spine metastases. Technol Cancer Res Treat 2007;6:127–133

21. Milker-Zabel S, Zabel A, Thilmann C, Schlegel W, Wannenmacher M, Debus J. Clinical results of retreatment of vertebral bone metastases by stereotactic conformal radiotherapy and intensity-modulated radiotherapy. Int J Radiat Oncol Biol Phys 2003;55:162–167

22. Ryu S, Fang Yin F, Rock J, et al. Image-guided and intensity-modulated radiosurgery for patients with spinal metastasis. Cancer 2003;97:2013–2018

23. Shiu AS, Chang EL, Ye J-S, et al. Near simultaneous computed tomography image-guided stereotactic spinal radiotherapy: an emerging paradigm for achieving true stereotaxy. Int J Radiat Oncol Biol Phys 2003;57:605–613

24. Yin FF, Ryu S, Ajlouni M, et al. Image-guided procedures for intensity-modulated spinal radiosurgery: technical note. J Neurosurg 2004;101(Suppl 3):419–424

25. Auchter RM, Lamond JP, Alexander E, et al. A multiinstitutional outcome and prognostic factor analysis of radiosurgery for resectable single brain metastasis. Int J Radiat Oncol Biol Phys 1996;35:27–35

26. Chang SD, Adler JR Jr, Hancock SL. Clinical uses of radiosurgery. Oncology (Williston Park) 1998;12:1181–1188, 1191

27. Flickinger JC, Kondziolka D, Lunsford LD, et al. A multi-institutional experience with stereotactic radiosurgery for solitary brain metastasis. Int J Radiat Oncol Biol Phys 1994;28:797–802

28. Kondziolka D, Patel A, Lunsford LD, Kassam A, Flickinger JC. Stereotactic radiosurgery plus whole brain radiotherapy versus radiotherapy alone for patients with multiple brain metastases. Int J Radiat Oncol Biol Phys 1999;45:427–434

29. Loeffler JS, Kooy HM, Wen PY, et al. The treatment of recurrent brain metastases with stereotactic radiosurgery. J Clin Oncol 1990;8:576–582

30. Sperduto P, Scott C, Andrews D. Stereotactic radiosurgery with whole brain radiation therapy improves survival in patients with brain metastases: report of radiation therapy oncology group phase III study 95–08. Int J Radiat Oncol Biol Phys 2002;54(2 Suppl 1):3

31. Hamilton AJ, Lulu BA. A prototype device for linear accelerator-based extracranial radiosurgery. Acta Neurochir Suppl (Wien) 1995;63:40–43

32. Hamilton AJ. Linear accelerator (LINAC)-based stereotactic spinal radiosurgery. In: Gildenberg PL, Tasker RR, eds. Textbook of Stereotactic and Functional Neurosurgery. New York: McGraw-Hill; 1998:857

33. Blomgren H, Lax I, Näslund I, Svanström R. Stereotactic high dose fraction radiation therapy of extracranial tumors using an accelerator: clinical experience of the first thirty-one patients. Acta Oncol 1995;34:861–870

34. Lax I, Blomgren H, Näslund I, Svanström R. Stereotactic radiotherapy of malignancies in the abdomen: methodological aspects. Acta Oncol 1994;33:677–683

35. Baisden JM, Benedict SH, Sheng K, Read PW, Larner JM. Helical TomoTherapy in the treatment of central nervous system metastasis. Neurosurg Focus 2007;22:E8

36. Chang SD, Adler JR Jr. Current status and optimal use of radiosurgery. Oncology (Williston Park) 2001;15:209–216

37. Colombo F, Pozza F, Chierego G, Casentini L, De Luca G, Francescon P. Linear accelerator radiosurgery of cerebral arteriovenous malformations: an update. Neurosurgery 1994;34:14–20

38. Gerszten PC, Burton SA, Ozhasoglu C, Welch WC. Radiosurgery for spinal metastases: clinical experience in 500 cases from a single institution. Spine (Phila Pa 1976) 2007;32:193–199

39. Gerszten PC, Welch WC. Cyberknife radiosurgery for metastatic spine tumors. Neurosurg Clin N Am 2004;15:491–501

40. Hamilton AJ, Lulu BA, Fosmire H, Stea B, Cassady JR. Preliminary clinical experience with linear accelerator-based spinal stereotactic radiosurgery. Neurosurgery 1995;36:311–319

41. Hitchcock E, Kitchen G, Dalton E, Pope B. Stereotactic LINAC radiosurgery. Br J Neurosurg 1989;3:305–312

42. Medin PM, Solberg TD, De Salles AA, et al. Investigations of a minimally invasive method for treatment of spinal malignancies with LINAC stereotactic radiation therapy: accuracy and animal studies. Int J Radiat Oncol Biol Phys 2002;52:1111–1122

43. Pirzkall A, Lohr F, Rhein B, et al. Conformal radiotherapy of challenging paraspinal tumors using a multiple arc segment technique. Int J Radiat Oncol Biol Phys 2000;48:1197–1204

44. Ryu S, Rock J, Rosenblum M, Kim JH. Patterns of failure after single-dose radiosurgery for spinal metastasis. J Neurosurg 2004;101(Suppl 3):402–405

45. Pieters RS, Niemierko A, Fullerton BC, Munzenrider JE. Cauda equina tolerance to high-dose fractionated irradiation. Int J Radiat Oncol Biol Phys 2006;64:251–257

46. Ryu S, Jin J-Y, Jin R, et al. Partial volume tolerance of the spinal cord and complications of single-dose radiosurgery. Cancer 2007;109:628–636

47. Emami B, Lyman JT, Brown A, et al. Tolerance of normal tissue to therapeutic irradiation. Int J Radiat Oncol Biol Phys 1991;21:109–122

48. Gerszten PC, Bilsky MH. Spine radiosurgery. Contemporary Neurosurgery 2006;28:1–8

49. Tong D, Gillick L, Hendrickson FR. The palliation of symptomatic osseous metastases: final results of the study by the Radiation Therapy Oncology Group. Cancer 1982;50:893–899

50. Wara WM, Phillips TL, Sheline GE, Schwade JG. Radiation tolerance of the spinal cord. Cancer 1975;35:1558–1562

51. Hatlevoll R, Høst H, Kaalhus O. Myelopathy following radiotherapy of bronchial carcinoma with large single fractions: a retrospective study. Int J Radiat Oncol Biol Phys 1983;9:41–44

52. Abbatucci JS, Delozier T, Quint R, Roussel A, Brune D. Radiation myelopathy of the cervical spinal cord: time, dose and volume factors. Int J Radiat Oncol Biol Phys 1978;4:239–248

53. McCunniff AJ, Liang MJ. Radiation tolerance of the cervical spinal cord. Int J Radiat Oncol Biol Phys 1989;16:675–678

54. Phillips TL, Buschke F. Radiation tolerance of the thoracic spinal cord. Am J Roentgenol Radium Ther Nucl Med 1969;105:659–664

55. Klish MD, Watson GA, Shrieve DC. Radiation and intensity-modulated radiotherapy for metastatic spine tumors. Neurosurg Clin N Am 2004;15:481–490

56. Rock JP, Ryu S, Yin FF. Novalis radiosurgery for metastatic spine tumors. Neurosurg Clin N Am 2004;15:503–509

57. Yamada Y, Lovelock DM, Yenice KM, et al. Multifractionated image-guided and stereotactic intensity-modulated radiotherapy of paraspinal tumors: a preliminary report. Int J Radiat Oncol Biol Phys 2005;62:53–61

58. Degen JW, Gagnon GJ, Voyadzis J-M, et al. CyberKnife stereotactic radiosurgical treatment of spinal tumors for pain control and quality of life. J Neurosurg Spine 2005;2:540–549

59. Ho AK, Fu D, Cotrutz C, et al. A study of the accuracy of Cyberknife spinal radiosurgery using skeletal structure tracking. Neurosurgery 2007;60(2, Suppl 1):ONS147–ONS156

60. Muacevic A, Staehler M, Drexler C, Wowra B, Reiser M, Tonn JC. Technical description, phantom accuracy, and clinical feasibility for fiducial-free frameless real-time image-guided spinal radiosurgery. J Neurosurg Spine 2006;5:303–312

61. Adler JR Jr, Murphy MJ, Chang SD, Hancock SL. Image-guided robotic radiosurgery. Neurosurgery 1999;44:1299–1306

62. Adler JR Jr, Chang SD, Murphy MJ, Doty J, Geis P, Hancock SL. The Cyberknife: a frameless robotic system for radiosurgery. Stereotact Funct Neurosurg 1997;69(1-4 Pt 2):124–128

63. Murphy MJ, Cox RS. The accuracy of dose localization for an image-guided frameless radiosurgery system. Med Phys 1996;23:2043–2049

64. Welsh JS, Mehta MP, Mackie TR, et al. Helical tomotherapy as a means of delivering scalp-sparing whole brain radiation therapy. Technol Cancer Res Treat 2005;4:661–662, author reply 662

65. Gerszten PC, Burton SA, Welch WC, et al. Single-fraction radiosurgery for the treatment of spinal breast metastases. Cancer 2005;104:2244–2254

66. Gerszten PC, Burton SA, Belani CP, et al. Radiosurgery for the treatment of spinal lung metastases. Cancer 2006;107:2653–2661

67. Gerszten PC, Burton SA, Quinn AE, Agarwala SS, Kirkwood JM. Radiosurgery for the treatment of spinal melanoma metastases. Stereotact Funct Neurosurg 2005;83:213–221

68. Gerszten PC, Burton SA, Ozhasoglu C, et al. Stereotactic radiosurgery for spinal metastases from renal cell carcinoma. J Neurosurg Spine 2005;3:288–295

69. Ryken TC, Meeks SL, Pennington EC, et al. Initial clinical experience with frameless stereotactic radiosurgery: analysis of accuracy and feasibility. Int J Radiat Oncol Biol Phys 2001;51:1152–1158

70. Rock JP, Ryu S, Shukairy MS, et al. Postoperative radiosurgery for malignant spinal tumors. Neurosurgery 2006;58:891–898

71. Bilsky MH, Gerszten P, Laufer I, Yamada Y. Radiation for primary spine tumors. Neurosurg Clin N Am 2008;19:119–123

72. Cohen-Gadol AA, Zikel OM, Koch CA, Scheithauer BW, Krauss WE. Spinal meningiomas in patients younger than 50 years of age: a 21-year experience. J Neurosurg 2003;98(3, Suppl):258–263

73. Conti P, Pansini G, Mouchaty H, Capuano C, Conti R. Spinal neurinomas: retrospective analysis and long-term outcome of 179 consecutively operated cases and review of the literature. Surg Neurol 2004;61:34–43

74. Dodd RL, Ryu MR, Kamnerdsupaphon P, Gibbs IC, Chang SD Jr, Adler JR Jr. CyberKnife radiosurgery for benign intradural extramedullary spinal tumors. Neurosurgery 2006;58:674–685

75. Gerszten PC, Burton SA, Ozhasoglu C, McCue KJ, Quinn AE. Radiosurgery for benign intradural spinal tumors. Neurosurgery 2008;62:887–895

76. Seppälä MT, Haltia MJ, Sankila RJ, Jääskeläinen JE, Heiskanen O. Long-term outcome after removal of spinal neurofibroma. J Neurosurg 1995;82:572–577

77. Steiner L, Leksell L, Greitz T, Forster DM, Backlund EO. Stereotaxic radiosurgery for cerebral arteriovenous malformations: report of a case. Acta Chir Scand 1972;138:459–464

78. Betti OO, Munari C, Rosler R. Stereotactic radiosurgery with the linear accelerator: treatment of arteriovenous malformations. Neurosurgery 1989;24:311–321

79. Coffey RJ, Lunsford LD, Bissonette D, Flickinger JC. Stereotactic gamma radiosurgery for intracranial vascular malformations and tumors: report of the initial North American experience in 331 patients. Stereotact Funct Neurosurg 1990;54-55:535–540

80. Colombo F, Benedetti A, Pozza F, Marchetti C, Chierego G. Linear accelerator radiosurgery of cerebral arteriovenous malformations. Neurosurgery 1989;24:833–840

81. Friedman WA, Bova FJ. Linear accelerator radiosurgery for arteriovenous malformations. J Neurosurg 1992;77:832–841

82. Steinberg GK, Fabrikant JI, Marks MP, et al. Stereotactic heavy-charged-particle Bragg-peak radiation for intracranial arteriovenous malformations. N Engl J Med 1990;323:96–101

83. Steiner L. Radiosurgery in cerebral arteriovenous malformations. In: Flamm ES J, ed. Cerebrovascular Surgery. New York: Springer-Verlag; 1985:1161–1215

84. Sinclair J, Chang SD, Gibbs IC, Adler JR Jr. Multisession CyberKnife radiosurgery for intramedullary spinal cord arteriovenous malformations. Neurosurgery 2006;58:1081–1089

85. Chang S, Hancock S, Gibbs I, et al. Spinal cord arteriovenous malformation radiosurgery. In: Gerszten PC, Ryu SI, eds. Spine Radiosurgery. New York: Thieme; 2008:123

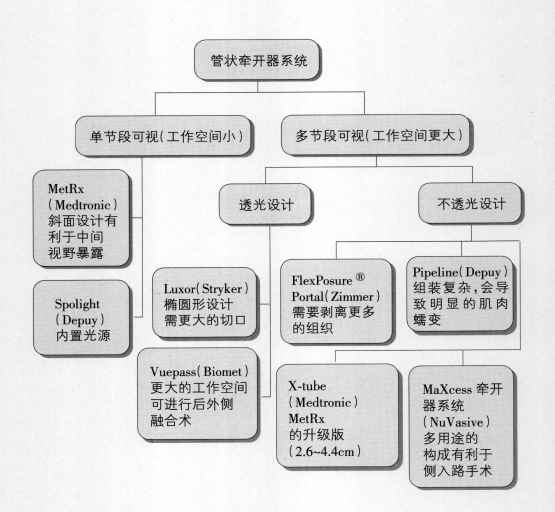

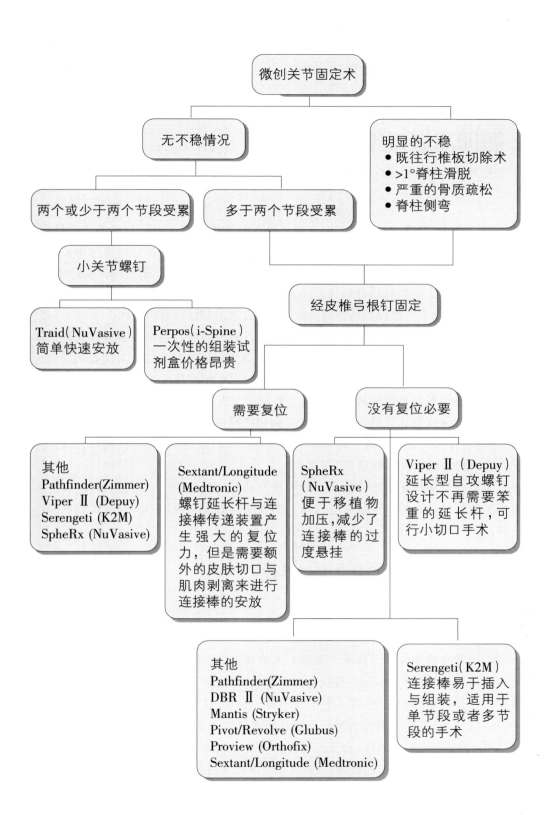

第12章
微创器械系统

Eric K. Oerman, Zachary A. Smith, Larry T. Khoo, Faheem. A. Sandhu

　　最近几年,脊柱外科手术方面取得了显著的进展。在20世纪80年代早期,仅有少数的医疗中心可进行复杂的脊柱内固定手术,现如今大部分的医疗中心已经都能开展。新技术的发展推动了医疗领域的扩展,其中高质量的数字影像系统的出现极大地促进了微创脊柱外科技术的发展。MIS技术优势明显,可通过小切口实施脊柱手术,降低了医源性损伤程度,减少了对肌肉韧带复合体的破坏。

　　开放性手术会造成严重的软组织损伤,目前已发现利用牵开器暴露脊柱后路结构,施加的外力可造成肌肉缺血性坏死[1]。即使是操作时间短的椎间盘切除术也会减少30%的腰椎屈曲力量[2]。See与Kraft利用电生理研究进一步证实开放手术后会发生椎旁肌肉慢性失神经支配[3]。影像学上表现为手术节段肌肉的长期明显萎缩[4]。Sihvonen等人发现医源性椎旁肌肉损伤程度与发生腰椎失败综合征的概率直接相关[5]。MIS技术避免了后路肌肉韧带复合体的损伤。这样做的结果可减少术后疼痛,缩短住院时间,促进恢复[6-10]。

　　本章将总结用于脊柱微创手术的一些工具/内固定系统。对医生来说,有许多可以维持脊柱稳定的微创技术可选择。本章的目的就是阐述不同系统各自不同的优势。

一、微创通道或管状牵开器系统

1. 背景

　　对于所有的外科手术来说,微创手术最基本的目的是减少手术对于正常组织结构的破坏。1967年Yasargil首次利用术中显微镜进行腰椎间盘切除术,近些年随着管状牵开器系统的发展,MIS手术应用多了起来,目前几乎可以在所有的开放手术中应用[11]。这些牵开器允许外科医生将原来需要大切口、广泛暴露的开放手术变成仅需15~30mm的小切口,通过狭窄的金属通道即可完成操作的手术。

　　1991年,Wolfhard Caspar利用被认为是现代MIS管状牵开器祖先的眼镜样牵开器完成了不同的微创间盘切除术[12]。1997年,Foley与Smith发明并推广了微创内镜间盘切除术(MED),被认为是第一次通过劈开肌肉、管状牵开完成的手术过程。由于掌握内镜手术需要较长的学习曲线,因此最初的系统(MED 管状牵开器,Medtronic,Minneapolis,MN)未能在临床实践中得到广泛的应用[13]。但是,随着 2003年允许医生术中使用显微镜的管状牵开器(Medtronic,Minneapolis,MN),以通道为基础的微创手术方式得以流行。过去的 10 年里,管状牵开器在其组成部分包括延长杆或裙,光纤及内镜视野方面更为完善,能帮助完成更为复杂的手术。

每一个牵开器都是通过劈开肌肉进行脊柱手术入路,因此显著地减少了肌肉组织的破坏及周围软组织的牵拉。许多研究表明,这样做可以缩短住院时间,减少术后疼痛的发生[14-16]。目前市面上存在许多不同的微创通道系统供医生选择。下面的内容比较分析了常用的不同管状牵开器(包括固定的与可调节的)的各自特点。

2. 微创脊柱通道系统的选择

(1) METRx 管状牵开器

优势

- 多用途——可用于颈、胸、腰椎手术。
- 直视操作。
- 减少肌肉及其他组织的破坏。
- 单侧斜面设计可更好地暴露中间视野。

劣势

- 需要一定的学习曲线。
- 工作范围小,在个别病例中存在减压不充分的风险。
- 除非是极外侧间盘,在进行胸椎间盘切除手术过程中,坚硬的外壁会增加脊髓的损伤。

METRx 管状牵开器是第一代通过劈开肌肉入路的管状牵开器系统,减少了组织损伤。放置克氏针、切开切口后,通过一系列的扩张建立工作通道(图 12.1)。该系统可用于颈、胸、腰椎手术,但更偏向于后路手术,仅少数病例适合前路手术。该系统有利于进行 MIS 间盘切除术、椎板切除术或其他微创减压手术。METRx 已被用于颈椎的钉棒固定,但狭小的工作通道会造成置棒的困难[17]。第二代产品一侧为斜行设计,有利于中间椎管的暴露。由于管状牵开器坚硬的外壁限制了器械侧方角度的操作,为避免脊髓的损伤,因此不建议使用固定尺寸的管状牵开器进行中央型胸椎间盘突出手术。

(2) Spotlight 可视系统(Depuy)

优势

- 内置光源提高可视范围,不需使用术中显微镜。

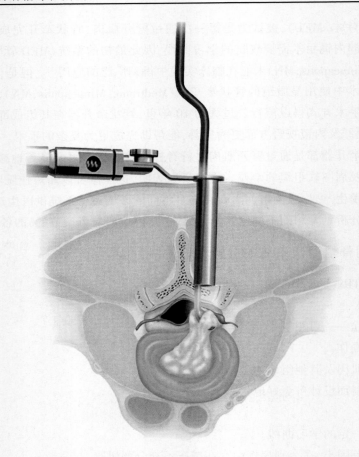

图 12.1　截面图显示 METRx 管状牵开器通过椎旁肌达椎间隙平面。管状牵开器通过关节臂固定到手术台上。

- 多用途——可用于颈、胸、腰椎手术。
- 可直视操作。
- 可减少肌肉及周围组织的损伤。

劣势

- 底部固定的圆形设计限制了视野范围。
- 需要一定的学习曲线。
- 工作范围小，在个别病例中存在减压不充分的风险。
- 除非是极外侧间盘，在进行胸椎间盘切除手术过程中，坚硬的外壁会增加脊髓的损伤。

Spotlight 通道系统是扩张型的管状牵开器，与 METRx 系统相似。该系统包括一个内置的光源,有利于消除工作通道底部的阴影(图 12.2)。工作通道固定的圆形底部某种程度上限制了视野范围。

（3）Vuepass（Biomet）

优势

- 具有透光性,有利于提高透视图像清晰度。
- 额外的套筒可用于扩大工作范围。
- 扩大的工作区域可允许进行简单的后外侧融合手术。

劣势

- 与其他固定型的管状牵张器存在相同的缺陷。

Vuepass 是最近出现的微创通道系统。其特殊之处在于它由 Makralon,一种聚碳酸酯热塑性聚合物构成。这种设计选择使其具有透光性。另外,Vuepass 包括其他系统的许多特点。大尺寸的套筒可提高一个以上节段的暴露范围,能够允许进行椎体间及后外侧融合手术以及其他常规手术。其具有的透光性、其他特性及与钉棒系统的兼容性使得该系统成为一种多用途的管状牵开系统。

（4）X-tube 动态可视系统（Medtronic）

优势

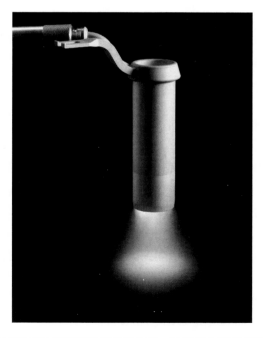

图 12.2　Spotlight 管状牵开器远端能够提供内置光源。可以扩大视野范围,但是由于圆形外观设计在某种程度上减少了可视空间。

- 多用途——可用于颈、胸、腰椎手术。
- 减少肌肉及周围组织的损伤。
- 与 METRx 系统相比,可扩张的底部设计显著扩大了工作范围。
- 可随意连接光源。

劣势

- 扩大的工作范围增加了周围组织的损伤。
- 过多应用大单极电凝会加重肌肉的损伤。

X-TUBE 系统是 METRx 系统的革新。在扩张器的底部增加了一个可扩张的工作空间。其底部能够由 2.6cm 扩大到 4.4cm。X-TUBE 主要用于完成经椎间孔腰椎椎间融合(TLIF)与后路腰椎椎间融合(PLIF)手术。克氏针放置后,切开皮肤,经一系列的扩张建立工作通道。一旦扩张到位,将 X-TUBE 安置其上,然后通过关节臂固定在手术台上。当 X-TUBE 扩大视野范围能够直视相邻的椎弓根时,锁死 X-TUBE,进行椎体间融合手术。X-TUBE 可允许进行直接的椎弓根钉棒的安放及横突间融合术。对于多节段的融合固定,由于 X-TUBE 多次放置会增加手术时间,因此对于超过 3 个节段的融合固定,最好选择其他手术方式。

(5) FlexPosure Portal ® 可视系统(Zimmer)

优势

- 只需通过脊柱一侧的小切口即可经内部扩大,暴露 2 个节段。
- 通过扩张器的裙样刀片扩大视野,使整个手术可在直视下进行。
- 可允许进行椎体间融合、后外侧融合及直接的钉棒固定手术。
- 可用于 2 个节段的固定融合。

劣势

- 牵开器外壁硬度差导致需过多的固定周围组织以达到良好的牵开效果,会增加肌肉的损伤及术后疼痛或痉挛。

FlexPosure ®系统(Zimmer,Minneapolis,MN)随一整套钉棒系统如 TiTLE2 ®一同出售,是围绕着特定的可视装置建立的一套微创系统。与其他的微创系统不同,FlexPosure ®包括一个特制的底部裙样扩张器,一个旋转的套筒可允许暴露 3 个脊柱节段(图 12.3)。扩大的视野范围可允许通过小切口进行 2 个节段的融合手术。这一方法的缺点是增加了对周围组织的剥离,过多地干扰了正常的解剖结构。另外,与其他的手术方法相比,在进行多节段的融合手术时,会由于多次放置 FlexPosure ®牵开器而增加手术时间。

(6) Pipeline 可扩张的通道系统(Depuy)

优势

- 特定的可伸缩刀片有助于保护肌肉的蠕动。

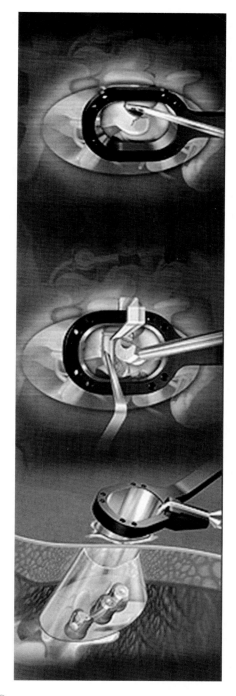

图 12.3 图示 FlexPosure® 系统(Zimmer, Minneapolis, MN)喇叭裙样设计,可视范围扩大。最下图显示通过单一切口同时暴露多个节段。

- 弧形的外观提高了远端的视野范围,减少了表面的暴露。
- 可向头尾侧,内外侧单独扩张,可同时暴露 2 个节段。
- 备有大小两个尺寸,配有光源。

劣势

- 组装相对复杂。
- 与其他的可扩张型牵开器相比,需要较大的切口。

Pipeline(Depuy Spine,Inc., Raynham,MA)最初是为了进行后路腰椎减压,内固定融合手术设计的(图 12.4 A~C)。切开皮肤,将第一个扩张套筒插入达椎板,透视确定位置后插入另外 3 个扩张套筒。选择好合适的牵开器尺寸,组装完成后,利用 T 型扳手将牵开器固定在第 4 个扩张套筒上。这时可以安装光源与内外侧刀片,然后将牵开器固定在关节臂上。可伸缩刀片可防止竖脊肌与多裂肌的蠕动。通过 Pipeline 可扩张性牵开器可进行椎体间融合与椎弓根钉棒系统的固定。

(7) Luxor 撑开扩张系统(Stryker)

优势

- 椭圆形的外形减少肌肉向内或外侧的牵拉,减少肌肉损伤。
- 牵开器具有透光性。
- 椭圆形的外形及其可向头尾侧扩张的能力可暴露 2 个以上的脊柱节段。
- 系统内置光源可提供良好的照明。

劣势

- 为了最大限度地撑开暴露,需要较大的表面切口。
- 与其他的撑开扩张系统相比,向内外侧暴露范围有限。

最新开发的 Luxor 微创撑开扩张系统(Stryker Kalamazoo,MI)是一种管状牵开系统,与 METRx 和 Vuepass 系统具有相似的组成部分。其核心仍是管状牵开系统,可向头尾侧扩张,具有内置光源、透光性良好等特征。这些特征导致 Luxor 摒弃了传统管状牵开器具有的圆形外观,而改为椭圆形,其轴线为头尾侧方向,与椎旁肌纤维方向一致。

(8) MaXcess 撑开扩张系统(NuVasive)

优势

- 能够同时向头尾侧及内外侧扩张,暴露 2 个以上节段。
- 具有多用途,可通过延长扩张叶片及增加垫片进行改进,增加侧入路手术的可行性。
- 内置光源可提供良好的照明。
- 能与 Neurovision(NuVasive)联合进行术中 EMG 的监测。

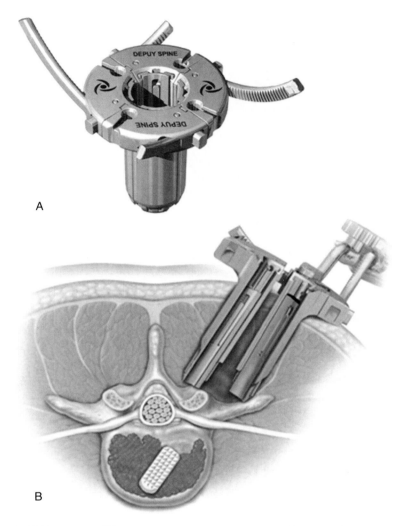

A

B

图 12.4　(A)图示 Pipeline 系统(DePuy Spine,Inc.,Raynhan,MA)特有的可伸缩刀片,可以充分牵开。(B)通过多裂肌与竖脊肌放置扩张器轴位图。(待续)

劣势

● 当进行 TLIF 手术时,牵开器可导致肌肉出现明显的蠕变。

MaXcess 撑开扩张系统是第二代管状牵开器,尽管其也能在后路脊柱手术中应用,但目前主要用于侧方椎间融合术。关节臂与牵开器相连,通过按压牵开器手柄向头尾方向调节,实现良好的操作空间。此外,内侧的扩张叶片可通过接入侧方的旋钮单独调节。第四个扩张叶片是可选的,垫片可被塞入到叶片下方帮助减少肌肉蠕变。光源电缆可以放置在叶片内增加照明。

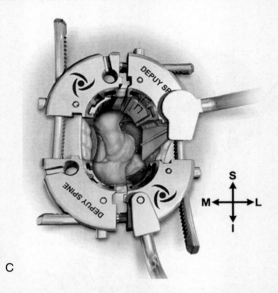

C

图 12.4(续) （C)扩张刀片撑开,视野扩大,暴露小关节。

(9) 经骶骨入路(经 S1)

优势

● 真正的微创入路进行 L5-S1,或者腰 L4-5 间盘手术,不存在肌肉或软组织蠕变等问题。

● 通过特制的旋转螺钉达到良好的牵拉效果。

劣势

● 应用范围有限(L5-S1,或 L4-5)。

● 不能直视椎间隙或者软骨终板。

经骶骨入路是进行下腰椎融合手术的特殊方法,具有一定的优势。经腹侧或背侧手术入路进行 L5-S1 融合术时会引起纤维环、前后纵韧带破裂,导致生物力学不稳定[18]。经骶骨入路进行 L5-S1 椎间隙融合术不会破坏纤维环或者周围的韧带组织。而且,AxiaLIF (经 S1,Wilmington,NC)骨笼可撑开椎间隙,提供良好的刚度。骨笼边缘带有不同的螺纹,可提供不同程度的牵开高度。最后,经骶骨骨笼与其他的椎间融合物相比抗剪切、抗移位、抗延展能力更强[19]。

开始时患者应仰卧在可透视的手术床上。敷料闭塞肛门,尾骨旁切迹侧方近尾端画一长约 15mm 的切口线[20]。切开皮肤及浅筋膜,手指钝性分离打开筋膜。术者可直接触摸到尾骨。将导针插入到切口内,沿骶骨前正中线进针。在透视监测下,将导针穿刺达 S1-2 关节前角。注意进针的轨迹。矢状面上,穿刺针应超过 L5-S1 间盘间隙达 L5 椎体前柱。固定导针,通过一系列的扩张形成 10mm 的骨性通道。通过这个工作通道安放 9mm 的铰刀,为建立工作空间做最后的准备。

通过前述的工作通道,利用特殊设计的动态螺旋刀与间盘取出钳进行间盘切除术。螺旋刀为同轴设计,可在椎间隙内形成不同的角度。然后利用特殊设计的刷线抓取破碎的间盘组织。这时通过工作通道可放置骨移植物。沿导针插入一个大的套管,用来放置螺纹骨笼。螺纹骨笼具有 2 种螺距(在 L5 为直径 11mm,宽螺距;S1 为直径 14mm,窄螺距)。骨笼安放的大小与方向通过侧位透视监测。

3. 微创通道系统-临床应用决策

目前通过劈开肌肉的管状撑开器被许多外科医生用于进行脊柱手术。尽管不同的系统之间存在细微的差别,但是他们在功能上基本一致。固定尺寸的撑开器适用于间盘切除、减压甚至椎间融合术,可扩张性的撑开器同时适用于多节段脊柱内固定手术。本部分并没有提到用于协助完成介于标准开放与借助管状撑开器的微创手术之间的"迷你开放"手术器械,如 Quadrant(Medtronic),AccuVision(Biomet),MARS (Globus Medical,Inc., Audubon,PA)以及 Terra Nova(K2M,Inc., Leeburg,VA)。

具体使用哪个系统在某些情况下是随意的,因为绝大多数系统均能完成手术过程。医生通过住院或访问学者培训或者公司赞助培训后对于某一系统的熟悉程度是其决定使用该系统的最常见原因。一旦医生能够很熟练地完成 MIS 手术,不同系统之间各自相对的优势将会被直接比较出来。

二、微创后路胸腰椎脊柱内固定

1. 背景

单纯椎间融合失败导致很多的外科医生采取椎弓根钉棒系统内固定辅助融合[21,22]。生物力学研究支持胸腰段采取辅助融合固定。他们的研究表明,早期的节段固定可以增加融合物的轴向压缩、扭转及屈伸载荷[23-25]。1980 年,Magerl 第一次尝试采用 MIS 内固定技术,通过经皮植入椎弓根钉,外部固定的方法治疗腰椎不稳[26]。进一步的尝试是经皮椎弓根钉固定,连接钢板皮下植入,置于腰背筋膜上[14,26]。这些早期的尝试均将固定物植入表面(筋膜浅层)。因患者感到不舒服或者骨不连,内固定常需要被取出[14,15,26]。

最初被广泛应用的 MIS 系统是 Sextant 系统 (Medtronic Sofamor Danek, Memphis,TN)。该系统由 Foley 及其同事于 2001 年研究设计。其可通过椎体成形的方式经椎弓根钉植入。置钉完成后,连接棒可通过两个椎弓根钉头与连接棒顶端形成的三角状限制性通道植入[15]。该系统的不足之处在于植入的是弧形的连接棒,不适用于严重前凸、重度畸形及多节段固定的病例。此外,该系统不能提供钉头及置棒通路的直观视野。

Pathfinder 系统克服了 Sextant 系统内在的一些不足,是最近开发的一套用于胸腰椎固定融合的 MIS 系统。该系统利用"开信刀"的技术处理椎弓根之间的软组织。延长杆套筒直接连接每个椎弓根钉,连接棒通过套筒的引导垂直植入到工作平面。更为先进的是最近出现的经皮固定的 Serengeti 系统（K2M, Inc., Leesburg, VA）。该系统利用可变式螺钉套筒暴露软组织,植入连接棒的过程中可直视钉头。此外,螺钉套筒可在组织损伤很少的前提下,为迅速组装多节段融合固定物植入手术所需牵张器提供基础。NuVasive 也是最近出现的一套类似于螺钉牵开器样的系统。这些基于螺钉的牵张器代表了目前微创脊柱融合手术的最新进展。所有的这些系统均采用劈开肌肉的方式暴露椎弓根,因此显著减少了肌肉、韧带解剖结构的破坏,减少了软组织的牵拉。大量的研究表明:这一做法明显缩短了患者的住院时间,减少了患者术后疼痛的发生。

2. 胸腰椎微创脊柱钉棒系统内固定选择

（1）Sextant/纵向微创钉棒系统

优势

- 复位能力强。
- 外形限制器有利于连接棒的植入。
- 可用于多节段的脊柱固定手术。

劣势

- 置棒需额外切开皮肤及肌肉组织。
- 弧形连接棒在严重畸形或前凸病例中植入困难。
- 由于螺钉延长杆相互交叉,导致 L5-S1 节段螺钉植入困难。

利用 Sextant 系统植入椎弓根钉可使用传统的透视技术,通过正侧位及斜位调整进钉轨迹,或者使用导航技术。首先,Jamshidi 穿刺针通过椎弓根进入到椎体内。通过斜位像确定的椎弓根标记监测导针的位置。确认导针进入椎体后部,取出导针套芯。通过导针建立的工作通道更换克氏针。在相邻的椎弓根同法处理。沿克氏针插入三个 METRx 组织牵开器中的第一个,撑开筋膜,去除内部的两个牵开器。前期准备完成后,椎弓根螺钉连接延长杆,沿克氏针植入椎体内。每一个 Sextant 椎弓根钉都为多轴钛钉,具有优良的性能及抗疲劳强度。钉长度 35~55mm 不等。置钉后连接延长杆,以此为基础连接 Sextant 设备。刺开皮肤,建立组织通道。然后将连接棒植入钉孔内,上螺帽。

Sextant 设计的特殊之处在于螺钉延长杆与连接棒的弧形设计(图 12.5)。延长

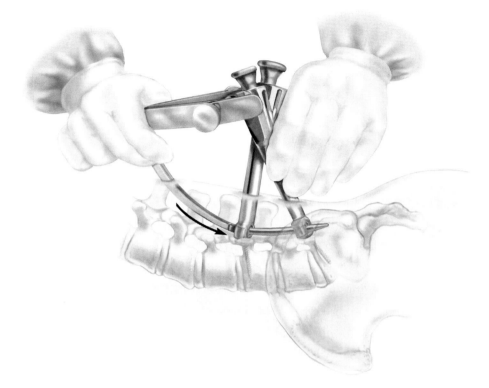

图 12.5 利用 Sextant 系统(Medtronic Sofamor Danek,Memphis,TN)放置连接棒图示。特制的弧形槽允许连接棒按照规定的路线横穿过去,有利于连接棒的正确安放。(Courtesy Medtronic Sofamor Danek.)

杆底部为缺口设计,便于连接棒安放。延长杆将螺钉底部排列成一线,因此连接棒植入后能将钉棒连接在一起。另外,经皮通道与连接棒弧形为平分螺钉头端设计。每个连接棒事先被设计成符合正常腰椎前凸的弧形外观。这种设计有利于连接棒的植入。因连接棒植入固定之前,Sextant 植入器同时与延长杆和连接棒相连,因此具有很强的复位能力。

(2)Pathfinder® 微创钉棒系统(Zimmer)

优势

● 减少牵拉,有利于解剖结构的稳定性。

● 可用于多节段的内固定手术。

劣势

● 因不能直视下进行连接棒的安装,常造成置棒过程困难。

Pathfinder® (Zimmer)微创椎弓根钉系统是最近出现的微创胸腰椎固定系统。与其他系统相似,该 Pathfinder® 系统的顶部可装载多轴空心螺钉。系统提供直径

5.5mm、6.5mm 与 7.5mm 的螺钉,同时包括能够预弯的连接棒以满足延长套筒的需要。螺钉的固定采用标准置钉方式,先用穿刺导针,然后通过一系列的肌肉扩张建立通道,将导针置入空心螺钉。最后的扩张器可形成直径 19mm 的通道。延长套筒直接连接螺钉。该系统特殊之处是利用"开信刀"技术建立椎弓根间的软组织面。利用一个金属制的可纵向移动的楔形组织扩张器建立安放连接棒的通道。连接棒沿延长套筒垂直方向进入,当到达工作平面时成水平方向(图 12.6)。

(3)Viper Ⅱ 微创钉棒系统(Depuy)

优势

- 不需要延长套筒,切口更小(15mm)。
- 可用于多节段的内固定手术。

劣势

- 置棒过程中因不能直视常造成置棒困难。

Viper Ⅱ (DePuy) 微创椎弓根钉系统是最近出现的用于胸腰椎固定的微创系统。其设计是为了减少置棒的困难及对周围软组织的损伤。特制的延长型自攻螺钉消除了必需的延长套筒,有助于小切口(15mm)下进行钉棒的固定。另外,Viper Ⅱ具有多种用途,可根据实际情况在胸椎到骶骨范围内,完成长度 30~480mm 不等的固定连接棒。该系统另一个特点是可与 Expendium(DePuy)椎体去旋转装置兼容,用于脊柱侧弯的矫正。连接棒的安放采取顶端负荷方式从一侧进行,不需额外的切口,避免组织的损伤。与其他的系统一样,置棒过程不能直视,但是由于 Viper Ⅱ 连接棒的固定必须通过相关标志点及轨迹的反馈来间接完成,因此增加了该系统置棒的困难程度。

(4) SpheRx/DBR Ⅱ 钉棒系统(NuVasive)

优势

- 不会因连接棒长导致相邻节段出现症状。
- 通过夹紧钉帽很容易对移植物进行加压。
- 可与 NeuroVision 术中脊髓监测系统联合应用。
- 可用于多节段的固定。

劣势

- 因缺乏直观视野造成置棒困难。
- 因连接棒植入器设计问题造成棒的方向很难控制。

SpheRx/DBR Ⅱ(NuVasive)中空椎弓根钉是胸腰椎微创系统中的最新补充。与其他的经皮系统一样,该系统不能直视置棒过程,因此在此过程中常因额外操作加重周围软组织的损伤。这个问题显得更为明显,因 SpheRx 中连接棒植入器设计问题造成连接棒在最终方向上很难控制。尽管存在不足,但 SpheRx 连接棒仍存在很

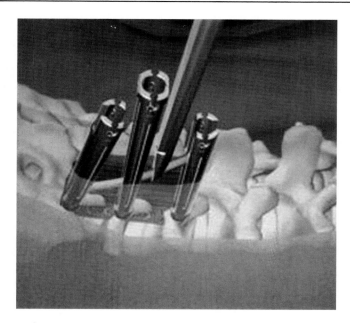

图 12.6　Pathfinder®系统置棒图示。预弯的连接棒插入特定设计的延长套筒内,延长套筒与空心螺钉头端连接。

多的优点,其可预先切割及其与钉头的无缝连接设计减少了因连接棒过长导致的相邻节段退变的风险。另外的优点是引导器本身即可通过手工操作提供超过 5mm 的复位能力。同样,与 NeuroVision 牵开器一样,特定的椎弓根探测针可以与 NeuroVision 术中脊髓监测系统联合用于监测神经根情况。

（5）Serengeti 钉棒系统(K2M)

优势

● 基于螺钉的牵开器提供一个固定的窗口,置钉过程可以直视,消除了牵开器的重复定位。

● 可扩张的套袖易于连接棒的植入,可同时用于多节段固定。

● 固定 L5 与 S1 时不需要椎弓根钉延长器。

● 可用于多节段固定。

● 经皮椎弓根钉极小的中空设计增加了螺钉的强度。

劣势

● 如果螺钉植入关节面,套袖的拆除或移除会很困难。

● 螺钉头端的方向位于连接棒的侧方时将造成钉帽拧入困难。

● 需避免引导线的弯曲。

Serengeti(K2M)微创椎弓根钉系统是最近出现的微创胸腰椎固定系统,适于多节段的固定。与其他的微创系统相似，其为顶端负荷设计的多轴中空螺钉系统。该系统最初的改进是将椎弓根钉放在一个塑料制的牵开套袖内，这一设计可以使牵开器与螺钉的固定一次完成。重复这一过程可简单迅速地完成多节段融合固定(图12.7)。另外，连接棒的植入，即使是长棒的植入，也可以通过螺钉牵开器套袖的一端完成。然后在直视下完成钉帽的组装及加压。

3. 微创胸腰椎小关节螺钉系统的选择

(1)Triad 小关节螺钉系统(NuVasive)

优势

- 可允许快速经皮放置全螺纹或拉力螺钉。
- 比椎弓根螺钉更易安放，组织损伤小。
- 硬件配置要求低。
- 可用于多节段的固定。
- 可侧位手术。

劣势

- 在严重退行性小关节病患者中谨慎应用。
- 内在强度低。
- 不能为前路骨笼进行多节段融合提供足够的支持。

Triad(NuVasive)是经皮小关节突螺钉固定系统。通过一个正中切口植入双螺纹拉力螺钉。这一过程能够在两侧进行，尽管目前被接受的观点是进行大的融合手术或治疗脊柱不稳定时应使用更加坚硬的椎弓根钉棒系统，但是该方法仍可用于多节段的大致固定。

(2)PERPOS 小关节螺钉系统(Interventional Spine)

优势

- 与椎弓根钉相比更易安放，组织损伤小。
- 可进行小关节的减压手术。
- 硬件配置要求低。
- 可用于多节段的固定。
- 可侧位手术。

劣势

- 小关节严重退变的病例慎用。
- 内在强度低。
- 不适用于利用前路骨笼进行多节段椎体融合手术的病例。
- 由于使用一次性的组装试剂盒，因此花费高。

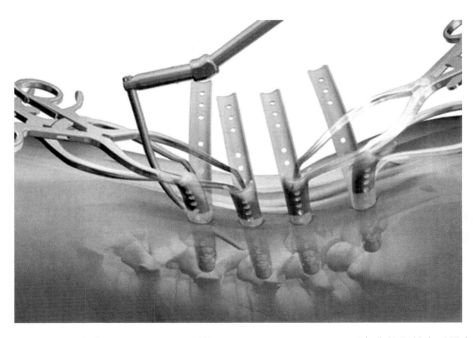

图 12.7 图示连接棒可置于 Serengeti 系统(K2M,Inc., Leesburg,VA)可弯曲的塑料牵开器套袖内。通过牵开器的一侧植入接棒,迅速完成多节段的固定融合。(© 2010 K2M,All rights reserved. Used with the permission of K2M.)

- 尺寸单一,不适用于所有的临床病例。

PERPOS 小关节螺钉系统(Interventional Spine,Inc., Irvine,CA)是经皮小关节螺钉固定系统其中的一种, 其设计结合了微创经皮手术与小关节减压固定手术两者的优点。经正中切口,通过克氏针放置双螺纹拉力螺钉。该过程可用于双侧多节段的固定。该系统的特点是在小关节减压的同时进行关节的固定。

4. 胸腰椎微创手术的临床决策

决定是否使用微创技术需要了解其存在的优缺点。一个医生在熟练掌握这一技术之前必须经过一定的学习训练,这一点非常重要。特别在可视的解剖结构很少的经皮手术操作中尤为重要。对于大多数的手术操作,明显的解剖标志通常不能充分暴露,这会进一步扰乱手术医生。另外,微创手术技术要求高,需要在窄小的区域里利用长柄器械操作。因此,当医生决定使用微创技术时,首先要保证他们的操作舒适度。但是,利用微创手术仍存在很多优势。工作通道位于肌肉之间,可减少肌肉的破坏,减轻术后疼痛及缩短住院时间。根据我们的经验,微创手术出血量会明显减少,患者手术切口更小,恢复更好。在决定是否使用微创手术时,首先要在这些优缺点中进行衡量。

三、结论

微创手术系统的发展是手术技术不断改革创新的反映。多数情况下,微创手术中应用的技术与其他传统手术具有相同的入门途径。其他一些微创手术技术,如极外侧入路椎间融合(XLIF)或者 AxiaLIF(经 S1)等,每一个操作过程都是传统脊柱手术技术的延伸。共同的目标是取得与开放手术一样的手术效果。

患者与医生的共同需求促进微创手术取得巨大的发展。尽管在这一领域最初的应用仅是简单的减压手术,但是目前已发展出 PLIF、TLIF、胸腰椎后外侧融合、后路颈椎固定以及前路腰椎椎间融合手术。随着经骶骨融合以及螺钉为基础的牵开装置利用领域的扩展,为这一技术提供了更为广阔的发展空间。随着临床中对缩短住院时间,加快患者恢复速度的要求不断提高,将为微创手术新技术的发展与创新提供新的格局。这将提高未来脊柱疾病的治疗护理方式及其治疗效果。

(刘越 译 叶伟胜 李世民 校)

参考文献

1. Styf JR, Willén J. The effects of external compression by three different retractors on pressure in the erector spine muscles during and after posterior lumbar spine surgery in humans. Spine (Phila Pa 1976) 1998;23:354–358

2. Kahanovitz N, Viola K, Gallagher M. Long-term strength assessment of postoperative diskectomy patients. Spine (Phila Pa 1976) 1989;14:402–403

3. See DH, Kraft GH. Electromyography in paraspinal muscles following surgery for root compression. Arch Phys Med Rehabil 1975;56:80–83

4. Mayer TG, Vanharanta H, Gatchel RJ, et al. Comparison of CT scan muscle measurements and isokinetic trunk strength in postoperative patients. Spine (Phila Pa 1976) 1989;14:33–36

5. Sihvonen T, Herno A, Paljarva L, Airaksinen O, Partanen J, Tapaninaho A. Local denervation atrophy of paraspinal muscles in postoperative failed back syndrome. Spine 1993;18:575–581

6. Fessler RG, Khoo LT. Minimally invasive cervical microendoscopic foraminotomy: an initial clinical experience. Neurosurgery 2002;51(5, Suppl):S37–S45

7. Ratliff JK, Cooper PR. Cervical laminoplasty: a critical review. J Neurosurg 2003;98(3, Suppl):230–238

8. Hosono N, Yonenobu K, Ono K. Neck and shoulder pain after laminoplasty: a noticeable complication. Spine (Phila Pa 1976) 1996;21:1969–1973

9. Aldrich F. Posterolateral microdisectomy for cervical monoradiculopathy caused by posterolateral soft cervical disc sequestration. J Neurosurg 1990;72:370–377

10. Foley KT, Holly LT, Schwender JD. Minimally invasive lumbar fusion. Spine (Phila Pa 1976) 2003;28(15, Suppl):S26–S35

11. Yasargil MG. Microsurgical operation of herniated lumbar disc. In: Wullenweber R, Brock M, Hamer J, Klinger M, Spoerri O. Advances in Neurosurgery. Vol 4. Berlin: Springer-Verlag; 1977:81–94

12. Faubert C, Caspar W. Lumbar percutaneous discectomy: initial experience in 28 cases. Neuroradiology 1991;33:407–410

13. Oppenheimer JH, DeCastro I, McDonnell DE. Minimally invasive spine technology and minimally invasive spine surgery: a historical review. Neurosurg Focus 2009;27:E9

14. Lowery GL, Kulkarni SS. Posterior percutaneous spine instrumentation. Eur Spine J 2000;9(Suppl 1):S126–S130

15. Foley KT, Gupta SK, Justis JR, Sherman MC. Percutaneous pedicle screw fixation of the lumbar spine. Neurosurg Focus 2001;10:E10

16. Khoo LT, Palmer S, Laich DT, Fessler RG. Minimally invasive percutaneous posterior lumbar interbody fusion. Neurosurgery 2002;51(5, Suppl):S166–S171

17. Wang MY, Prusmack CJ, Green BA, Gruen JP, Levi AD. Minimally invasive lateral mass screws in the treatment of cervical facet dislocations: technical note. Neurosurgery 2003;52:444–447

18. Marotta N, Cosar M, Pimenta L, Khoo LT. A novel minimally invasive presacral approach and instrumentation technique for anterior L5–S1 intervertebral discectomy and fusion: technical description and case presentations. Neurosurg Focus 2006;20(1):E9

19. Slosar PJ, Reynolds JB, Koestler M. The axial cage. A pilot study for interbody fusion in a higher-grade spondylolisthesis. Spine 2001;1:115–120

20. Trambert JJ. Percutaneous interventions in the presacral space: CT guided precoccygeal approach– early experience. Radiology 1999;213:901–904

21. Steffee AD. The variable screw placement systems with posterior lumbar interbody fusion. In: Lin PM, Gill K, eds. Lumbar Interbody Fusion: Principles and Techniques of Spine Surgery. Rockville, MD: Aspen Publishers; 1989:81–95

22. Wiltse LL. Surgery for intervertebral disk disease of the lumbar spine. Clin Orthop Relat Res 1977;129:22–45

23. Boult M, Fraser RD, Jones N, et al. Posterior Lumbar Interbody Fusion. 2nd ed. New York: Raven Press; 1993

24. Brodke DS, Dick JC, Kunz DN, McCabe R, Zdeblick TA. Posterior lumbar interbody fusion: a biomechanical comparison, including a new threaded cage. Spine (Phila Pa 1976) 1997;22:26–31

25. Lin PM, Cautilli RA, Joyce MF. Posterior lumbar interbody fusion. Clin Orthop Relat Res 1983;180:154–168

26. Magerl F. Verletzungen der Brust- und Lendenwirbelsaule. Langenbecks Arch Chir 1980; 352:428–433

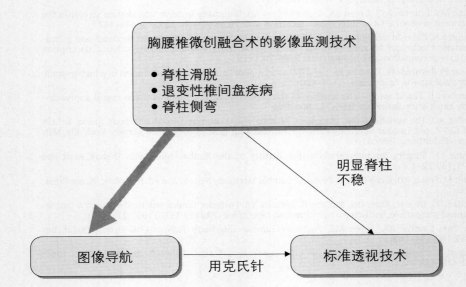

第13章
脊柱微创术中图像监测

Eric A. Potts

  图像监测是所有脊柱手术的核心。造影或是透视作为传统的图像监测手段，几乎用于每一个脊柱手术。图像监测技术是与脊柱手术技术平行发展的。这一变革导致现代化图像监测系统的出现，这些系统可以在术中应用，获得多层面的图像，利用计算机实时监测对脊柱部分的操作及内固定的放置。随着图像监测相关技术的进一步发展，脊柱手术变得更为安全有效。本章将对这一技术进行重点讨论。

  图像监测的作用是提高复杂脊柱手术的安全性与有效性[1-8]。这一技术能够提高神经减压及内固定置放的准确性与有效性，在保护周围神经血管组织的同时确保脊柱的稳定性。此外，这一方法明显减少了外科医生暴露在放射线中的时间[9]。尽管有前述提到的诸多优势，但是不幸的是，这一技术目前很难被所有脊柱外科医生接受和认同。

一、图像监测脊柱手术的发展

  图像监测脊柱手术是随着三维图像技术的发展逐步发展到现如今的状态的，该手术在手术室环境内实施，可准确可靠地定位脊柱骨性结构。在最初的20世纪90年代，利用二维图像技术监测手术，工作量大且仅有少数的外科医生掌握。这一过程有许多的弊端：首先是需要术前拍摄CT，然后将图像导入到手术室的计算机工作站内。患者身上贴上参考阵列，医生在工作站上选择一系列的解剖标志，将患者身上相应的解剖标志与工作站中预选的标准点共同登记。在脊柱上获得预选标志点并不像颅脑神经导航时可通过触摸获得标志点那样容易。如果不能达到可接受的误差范围，那么就需要进行表面融合。这一过程需要在脊柱上共同登记50~100个点。最后，医生需要导航参考序列的一个节段，超出这个范围将会导致准确性降低。重复登记多个节段将是一个很耗时的工作。将导航技术运用到开放后路手术中工作繁重，而在微创或者前路手术中根本不可能应用。一旦相关硬件安置完成，需要应用传统的检测技术如术后照相来确定硬件位置是否准确。

  尽管这一技术已被多数神经外科医生在进行颅脑手术时使用，但在脊柱手术中却很少应用。脊柱手术中不能成功使用图像监测的因素归为以下几点：

- 需要额外的术前图像
- 术中时间延长
  - 点对点的登记与确定
  - 导航监测范围有限
- 仅为二维图像
- 需借助于传统技术确定内固定的位置，这些技术包括
  - 传统的造影与透视
  - 椎弓根钉刺激
  - 如果硬件位置不满意，需要患者返回手术室采集术后图像
- 成本高

随后出现的是虚拟透视技术[10]。将一个校准物固定在 C-臂上，获得多个二维图像并将图像转到术中计算机工作站内。由于只是二维图像，因此不需要进行解剖点的登记与表面的融合。这一系统能同时显示多个图像，不需借助 C-臂就可实时获得双平面视图。但是该技术的准确性及有效性在一些实验中被质疑[11]。如果想利用这一成像技术获得手术位置的成像，围绕多个节段的导航可能可以减少误差。虚拟透视克服了阻碍图像监测技术在脊柱外科应用的两个障碍：需要术前影像及增加术中时间。可是这一技术也存在不足：仅能提供二维图像，需要术后照相确定内固定的位置[10]。一些外科医生认为这一技术不能体现出足够的价值促使他们在每天的工作中常规使用。尽管这一技术消除了放射性照射，但最终没能得到广泛的认可。

2002 年，Siemens 开发了 Iso-C 三维图像监测系统[12]。这一技术是革命性的，是导致今天图像监测系统发展的基础[13]。Iso-C 是一个机动的 C-臂，收集并将多个二维图像转化成三维数据集，提供术中多平面的图像[14]。这一技术的发展克服了术前需照相以及患者照相位置与术中位置不符的问题。最为重要的是，术中三维图像更为真实。

首先，在患者离开手术室之前，术中可以三维确定内固定的位置[14]。不幸的是，该系统存在一些问题：获得的图像质量在肥胖患者[13,14]、颈胸交界部位的成像通常不能接受，且扫描区域有限（通常 3 个椎体），扫描时间超过 2 分钟。

而且事先植入的内固定物严重降低了图像的质量。尽管这是在脊柱手术图像监测方面的一个飞跃，但这一系统被接受程度有限。尽管老式三维系统的倡导者吹嘘该系统能提供良好的图像质量，但是人们并没有在术中及时反馈及三维确定内固定位置方面看到其明显的好处。

2006 年，Breakway Imaging 公司（Littleton，MA）获得部分脊柱外科医生的资助，发明了 O-臂。与 Iso-C-臂具有相同的功能，但是大大改进了成像质量及视野范

围。O-臂能观察到 4~5 个腰椎节段,6 个胸椎节段或者整个颈椎,即使存在内固定及肥胖因素,仍能提供良好的图像质量。O-臂能够清晰地显示前面提到的"难以监测的区域",如经胸交界区。实际上,O-臂可以在牵张器保持原位基础上扫描。另外,扫描时间不超过 25s。这一设备限制了图像监测技术在脊柱外科手术过程中的广泛应用。其中一个不足就是无法监测克氏针。需要利用透视技术实时监测克氏针的位置。另一个不足就是该设备的费用问题。在当前的医疗体系中,对于脊柱外科医生,特别是一些小的医疗单位,使用先进的导航技术是不可能的。因为 O-臂本身的花费就超过了 60 万美元。所以我们需要性价比更高的导航技术。

随着小切口手术方式被接受并为更多的外科医生所应用,通常的解剖标志在术中很难看到,因此图像监测就显得更为重要。术中图像监测技术能提高内固定物放置的有效性及准确性,保证充分的神经减压或者椎间盘切除。而且,这一方法能显著减少外科医生在辐射中暴露的时间。未来的图像监测改进的方向是提高图像质量。

二、图像监测技术在微创脊柱外科中的应用

利用小切口进行后路腰椎融合手术,包括后路腰椎椎间融合(PLIF)与经椎间孔腰椎椎间融合(TLIF),有效的导航可以保证椎弓根钉的安全植入。如将参考弧连接到髂嵴或者邻近的棘突上(图 13.1)。随着初始影像扫描完成,可以实时监测并准确定位切口位置。注意避免参考弧位置改变。为减少大量的扫描,椎弓根钉植入要先于椎间盘切除完成。如果顺序调过来,在植入椎间融合器时,很可能导致相邻椎弓根的脱位,引起导航出现错误。仪器可以置于对侧椎弓根内(图 13.2)。在同侧取决于所用仪器系统,清空骨道或者放置克氏针。

起初,中空椎弓根钉及克氏针可以被用作仪器。可进行图像监测的 Jamshidi 针被用来制造骨道。最为有效的方法是用锤将骨针打入。通过图像监测及 O-臂可以看到进针轨迹,从而保证针的正确位置。通过矢状位及轴位像交叉定位针的位置。这些图像是对传统透视获得的前后位及侧位像的补充。一旦椎弓根通道形成,克氏针保留达椎体前 1/3。丝攻攻丝及螺钉植入均沿克氏针引导进行,期间定期透视以保证克氏针不发生移位。

我们现在发现了一种不需要导丝进行置钉的方法。这种方法不需要实时透视。将钻-塞组合连接到组织保护器与导航系统上。我们的工作流程是首先用一个可操作的扩张器来定位切口及进钉轨迹。组织保护器穿过扩张器后将扩张器去除。将钻-塞置于组织保护器内。当钻-塞达椎弓根进钉位置时,通过投影图像确定螺钉的长度与尺寸。置钉手术方案预先存储在计算机工作站内。然后钻-塞通过椎弓根进入到椎体内。去除钻-塞与组织保护器,通过可用于导航的螺钉驱动器将椎弓根钉

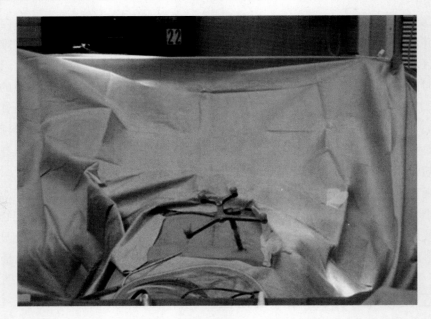

图 13.1 经皮参考弧弓连接到髂骨后方,可以看到手术切口位于弓的上方。

拧入。预先保存的手术方案能够保证医生获得正确的进针点及进针轨道。

图像监测可以用于小关节切除、对侧减压和椎间盘切除术(图 13.3)。这一技术在保证神经充分减压,尤其是在进行对侧间盘切除时特别有帮助。当 TLIF 或者 PLIF 椎间融合器放置完成后,可进行单侧置钉。在离开手术室之前行确定性的检查可以保证内植物良好的位置,必要时可以重新调整内植物的位置。这就极大地减少甚至彻底消除了因螺钉位置不佳导致的二次手术的可能。

内固定植入系统应与导航系统联合应用。术中导航是一个有用的工具,不过以克氏针为基础的内固定系统在克氏针插入过程需要实时透视以确保克氏针进入准确的位置。

这一技术同样可以在后路胸椎内固定手术中应用。如果不使用椎体间融合器,利用这一技术可以随时植入椎弓根钉。通常需要考虑的问题是一旦导航偏离参考弓,如何保证图像监测的准确性。Lekovic 等人通过研究发现无论是将参考弓固定在整个胸椎的顶端或者是末端,均不会影响图像监测的准确性[15]。Papadopoulos 等人在腰椎中也发现了相同的结果[16]。

随着微创技术不断发展,图像监测技术在脊柱手术中将发挥更加重要的作用。目前,后路胸椎及腰椎椎体切除手术逐渐增多。手术过程中手术区域的解剖结构不清晰,邻近有重要的神经血管结构,因此需要更好的技术,如图像监测技术来监测与辅助在"死角区域"的手术操作。图像监测能够保证充分的减压及准确植入内固

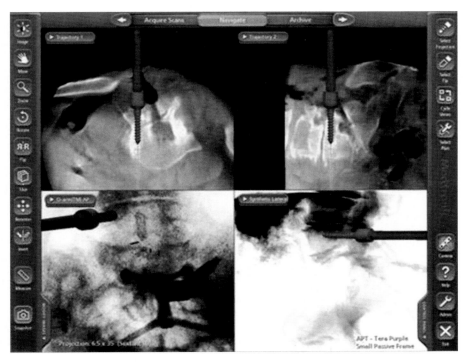

图 13.2　神经导航系统的屏幕截图显示在神经导航系统兼容的螺钉引导器引导下椎弓根钉固定的正确位置。可实时监测螺钉在椎体内的进钉轨迹。右上图为经皮固定在髂骨上的参考弓位置。

定物。最后,图像监测技术在腰椎微创手术中可用来定位手术节段。

　　常见的错误观点是图像监测技术增加了手术时间。Nottmeier 与 Crosby 最近的研究表明利用有效的模式进行多节段的扫描平均时间少于 9 分钟, 而医生及其同事很少甚至不用暴露在辐射下[17]。Sasso 与 Garrido[18]也发现图像监测用于腰骶融合时实际上可以减少手术时间。

三、图像监测技术的风险

　　导航技术尤其适用于解剖标志很难被辨认的复杂手术或者翻修手术。仅在这些病例中使用导航技术,这样的策略是片面的,将会导致医生及手术室人员很难接受该技术。导航改变了整个手术期间的工作流程。这一变化不仅影响术者,而且还会影响放射技师、巡回护士、清洁技员。经常使用这一技术会丰富有关人员的实践经验,而仅在疑难病例中使用将导致该技术不能被广泛熟悉。

　　大多数先进的图像监测系统应用红外线照相机(图 13.4)。通常会导致手术室

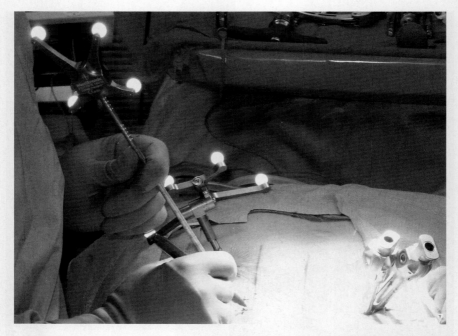

图 13.3 图像右侧显示对侧椎弓根延长器。应用导航探针进行小关节切除及椎间融合手术，手术只需 1 英寸(3.33cm)的切口。同时可在图中看到经皮参考弓。

工作流程的改变。任何处于相机与导航装置之间阻挡视线的物体，都将影响参考弓的有效性。而术中参考弓不能受到干扰。手术时间越长，在参考弓周围的操作越多，参考弓的位置越容易发生改变，越容易影响导航的准确性。因此，我们推荐一旦参考图像满足需求，要尽可能快速应用导航。

尽管现代图像监测技术很准确，但是仍不建议完全信任导航技术。完全依赖导航技术看似很诱人，但是必须记住的一点是导航不能替代合理的临床判断。导航技术可以被认为是手术技术的一种有力补充。

1. 参考弓的问题

参考弓必须安放在一个不能移动的区域。通常的观点是开放手术时放置在棘突上，微创手术时放置在骨盆(后髂骨)。但是，对于颈椎与上胸椎手术来说，骨盆并不是一个理想的位置，因为其与需导航及手术区域距离较远。另外，在对严重脊柱不稳的患者进行手术时，因需重复透视来保证导航的准确性，参考弓需要不断调整位置。

2. 放射线照射

在进行微创手术时，医生及手术室相关人员受到的照射剂量并没有被很好地

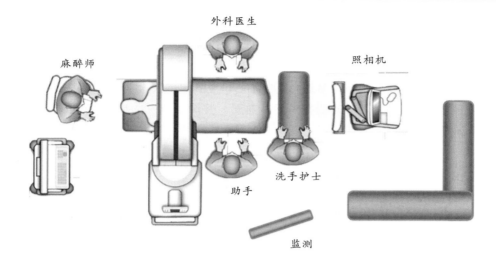

图 13.4　典型的手术室构成示意图。在大多数胸腰椎手术中,照相机位于手术床尾。手术监测器位于手术台上方。为了更好地监测手术过程,在手术台两侧,需配置至少两台手术监测器。

提及。最近,Bindal 等人报道了小样本的微创 TLIF 手术时的照射剂量[19]。手术医生在颈部、腰部及手部受到的照射平均剂量分别为 32mRem、27mRem 与 76mRem。按照上述剂量计算,在进行 194 例手术后,医生即超过躯干每年允许接受的照射剂量。Rampersaud 等人通过尸体研究发现,脊柱手术医生所受到的照射剂量是其他肌肉骨骼手术的 10~12 倍[20]。

国家放射性保护及测量委员会推荐的最大的全身剂量是每年 5Rem[19,20]。国际放射性保护及测量委员会修改标准到每年 2Rem。可达到的最低限度(ALARA)观点与此一致。这里没有一个安全的照射剂量。这些推荐的标准是限制的最大剂量,所有努力的目标都应该是减少照射剂量。个人照射剂量超过这些限制标准的10%就应该进行常规的监测[20]。遗憾的是,目前脊柱外科医生对此并不注意,少数医生不愿意穿戴防辐射服。在先前的两个实验研究中,医生均为内固定操作技术熟练且都意识到辐射具有危害性的人员。而在技术不熟练或者忽视这方面要求的医生中具体的照射剂量并不清楚。

当不使用克氏针时,图像监测可以消除放射性照射对医生的影响。在获取图像的过程中,所有的手术室人员可以躲避到含铅防护屏风后面或者到房间外面去。对于医生来说,其另外一个优势是去掉 C-臂与穿戴含铅围裙可以改善其工效。

3. 接受度

由透视到图像监测技术的转变是具有挑战性的。任何新技术的发展对于医生来说均需要一个学习过程。图像监测技术可以在任何病例中应用。唯一不适合的是存在明显脊柱不稳定的病例。该技术最先被接受是在后路胸腰椎手术中。正如打印胶片向 PACS 系统转化会由于其迅速地实施引发混乱一样，在所有的手术中都应用图像监测技术看起来有些激进。多数情况下，PACS 被认为是优于打印胶片的，这一点正如随着人们对图像监测技术逐渐熟悉，其优于透视技术的特点将会被表现出来一样。

四、结论

图像监测技术目前在微创及复杂脊柱手术中应用的安全性及有效性已得到长足的发展。是否能够应用更加先进的图像监测系统与其被掌握程度及手术室人员的素质直接相关。注意前面章节提到的细节问题将会保证脊柱外科医生最大化图像监测系统的内在潜力。

五、病例与图示

50 岁女性患者，左下肢疼痛、腰痛并有轻度的左足下垂(图 13.5 A~E)。

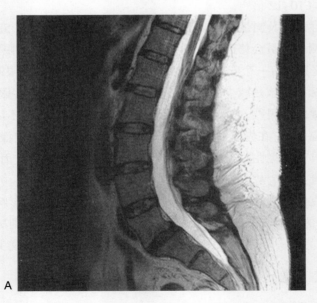

图 13.5　(A)术前 T2 加权矢状面磁共振显示 L5-S1 1 度滑脱。(待续)

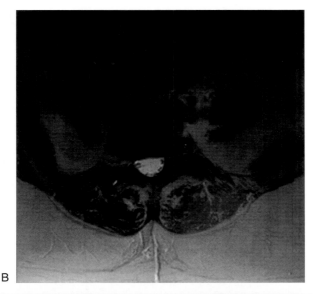

B

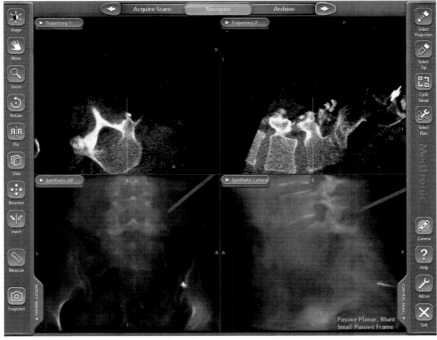

C

图 13.5(续) (B)术前 T2 加权像横断面 MRI 显示 L5-S1 左侧椎间孔间盘突出。(C)术中图像监测屏幕截图显示 L5 正确的进针轨迹。上图为经 O-臂获得的截面图。下图是传统的透视截图。 上方面板中的细线为进针轨迹。需要注意的是在图像监测系统中，位于右侧的解剖标志在屏幕的右侧出现。（待续）

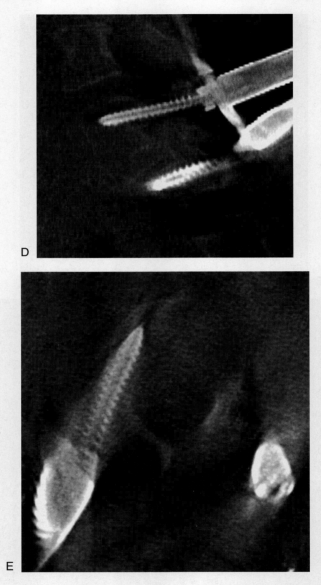

图 13.5(续) （D）术中内固定后 O-臂扫描图。矢状面上显示右侧 L5 椎弓根钉进针轨迹。进针轨迹正如图像监测所见到的图像。注意 Sextant 螺钉延长杆在保持原位的同时可以调整螺钉的轨迹与连接棒的位置。（E）术中内固定后 O-臂扫描图。轴位像显示右侧 L5 椎弓根钉进针轨迹。进针轨迹正如图像监测所见到的图像。注意 Sextant 螺钉延长杆在保持原位的同时可以调整螺钉的轨迹与连接棒的位置。

（刘越 李世民 译　叶伟胜 李世民 校）

参考文献

1. Holly LT, Foley KT. Intraoperative spinal navigation. Spine (Phila Pa 1976) 2003;28(15, Suppl): S54–S61

2. Kotani Y, Abumi K, Ito M, et al. Accuracy analysis of pedicle screw placement in posterior scoliosis surgery: comparison between conventional fluoroscopic and computer-assisted technique. Spine (Phila Pa 1976) 2007;32:1543–1550

3. Lim MR, Girardi FP, Yoon SC, Huang RC, Cammisa FP Jr. Accuracy of computerized frameless stereotactic image-guided pedicle screw placement into previously fused lumbar spines. Spine (Phila Pa 1976) 2005;30:1793–1798

4. Metz LN, Burch S. Computer-assisted surgical planning and image-guided surgical navigation in refractory adult scoliosis surgery: case report and review of the literature. Spine (Phila Pa 1976) 2008; 33:E287–E292

5. Nottmeier EW, Seemer W, Young PM. Placement of thoracolumbar pedicle screws using three-dimensional image guidance: experience in a large patient cohort. J Neurosurg Spine 2009;10:33–39

6. Rajasekaran S, Kamath V, Shetty AP. Intraoperative Iso-C three-dimensional navigation in excision of spinal osteoid osteomas. Spine (Phila Pa 1976) 2008;33:E25–E29

7. Rajasekaran S, Vidyadhara S, Ramesh P, Shetty AP. Randomized clinical study to compare the accuracy of navigated and non-navigated thoracic pedicle screws in deformity correction surgeries. Spine (Phila Pa 1976) 2007;32:E56–E64

8. Youkilis AS, Quint DJ, McGillicuddy JE, Papadopoulos SM. Stereotactic navigation for placement of pedicle screws in the thoracic spine. Neurosurgery 2001;48:771–778

9. Gebhard FT, Kraus MD, Schneider E, Liener UC, Kinzl L, Arand M. Does computer-assisted spine surgery reduce intraoperative radiation doses? Spine (Phila Pa 1976) 2006;31:2024–2027

10. Foley KT, Simon DA, Rampersaud YR. Virtual fluoroscopy: computer-assisted fluoroscopic navigation. Spine (Phila Pa 1976) 2001;26:347–351

11. Mirza SK, Wiggins GC, Kuntz CT IV, et al. Accuracy of thoracic vertebral body screw placement using standard fluoroscopy, fluoroscopic image guidance, and computed tomographic image guidance: a cadaver study. Spine (Phila Pa 1976) 2003;28:402–413

12. Newly available, newly approved: new products, indications, and services. Am J Orthop 2001;30:530

13. Hott JS, Papadopoulos SM, Theodore N, Dickman CA, Sonntag VK. Intraoperative Iso-C C-arm navigation in cervical spinal surgery: review of the first 52 cases. Spine (Phila Pa 1976) 2004;29:2856–2860

14. Holly LT, Foley KT. Three-dimensional fluoroscopy-guided percutaneous thoracolumbar pedicle screw placement. Technical note. J Neurosurg 2003;99(3, Suppl):324–329

15. Lekovic GP, Potts EA, Karahalios DG, Hall G. A comparison of two techniques in image-guided thoracic pedicle screw placement: a retrospective study of 37 patients and 277 pedicle screws. J Neurosurg Spine 2007;7:393–398

16. Papadopoulos EC, Girardi FP, Sama A, Sandhu HS, Cammisa FP Jr. Accuracy of single-time, multilevel registration in image-guided spinal surgery. Spine J 2005;5:263–267

17. Nottmeier EW, Crosby T. Timing of vertebral registration in three-dimensional, fluoroscopy-based, image-guided spinal surgery. J Spinal Disord Tech 2009;22:358–360

18. Sasso RC, Garrido BJ. Computer-assisted spinal navigation versus serial radiography and operative time for posterior spinal fusion at L5-S1. J Spinal Disord Tech 2007;20:118–122

19. Bindal RK, Glaze S, Ognoskie M, Tunner V, Malone R, Ghosh S. Surgeon and patient radiation exposure in minimally invasive transforaminal lumbar interbody fusion. J Neurosurg Spine 2008;9:570–573

20. Rampersaud YR, Foley KT, Shen AC, Williams S, Solomito M. Radiation exposure to the spine surgeon during fluoroscopically assisted pedicle screw insertion. Spine (Phila Pa 1976) 2000;25:2637–2645

第14章
微创脊柱外科的发展前景

Richard G. Fessler

"预知"不是预见未来的能力而是预见未来如何发展的能力。正是出于对这个词语的理解,我从事了这项工作,并写下这个章节。微创脊柱外科向哪个方向发展是非常重要的,尤其是在目前这种不确定的医疗环境中。正如杰出的运动员及哲学家 Yogi Berra 所说:预测是一件困难的事情,尤其是预测未来。

我认为,MISS 必将发展成为脊柱外科手术的主流技术。是什么让我有如此坚定的立场呢?很简单,在我心目中,毫无疑问 MISS 技术对患者更为有利。大量的文献已经表明:通过MISS 技术进行脊柱手术,患者痛苦少,镇痛药物使用减少,花费减少[1,2]、出血量少[3]、感染率低[4]、患者护理需求少[5]、住院时间缩短[3]、生理压力减低[6]。在高危患者中并发症的发生率降低[7]、术后脊柱融合率更高[8]、肌肉萎缩发生率减少[9]、日常的运动功能被更多的保留[10]。在我看来,几乎所有的脊柱手术均能通过 MISS 技术完成。

尽管如此,MISS 技术的进步还是需要在器械、图像监测及培训方面有待发展的。在这些方面中,对外科医生的技术培训是最具有挑战性的,因为 MISS 技术需要操作者具备更高的技术要求,更好地理解三维立体解剖的概念。

一、器械

尽管从最初的尝试至今,MISS 所需的基本器械已经历了很长时间的发展,但是真正可用的"工具"仍然非常有限。举个最常见的腰椎间盘微创切除术例子。目前很多系统均可以完成这个手术,但都存在限制条件。如果我们首要考虑的是视野范围,那么问题在于是选择内镜还是显微镜。内镜能提供良好的术区图像,器械顶端无操作,术者可通过手来限制手术操作范围,避免器械在进出伤口时撞击镜头的麻烦。但是不足之处是该操作在二维视野下完成,相对较大体积的镜头占据了部分工作通道。

为解决这个问题,许多外科医生设计了管状牵开器及其他器械,目的是利用显微镜视野完成内镜微创切除间盘的手术。这样做虽然解决了手术二维视野的问题,但相对狭窄的可视范围内出现术者的手及器械柄会影响术区清晰图像的获得。尽管刺刀器械的研发可以避免术者的手在视野内出现,但器械柄的问题仍不能解决。而且,很多时候器械的刺刀会影响器械的功能。例如,刮匙的工作原理是通过转动器械顶端的切割边缘来完成,而刺刀器械柄改变了转动器械顶端所需的运动轨迹,严重影响了器械的效果。随着手术过程复杂程度的提高,由器械所带来的限制将会越来越多。

既然内镜技术存在局限性,为什么医生还是愿意选择内镜而不是显微手术技术呢?这里是否还存在其他原因呢?答案是肯定的。利用 MISS 技术实施手术具有很多符合人体工程学的优势。例如,利用 MISS 实施颈椎椎间孔切开/间盘切除术,患者可以采取坐位或者俯卧位。患者采取坐位进行显微镜手术时,为达到术区,术者需要在整个手术过程中伸展双臂。当然患者俯卧位进行椎间孔切开术更为舒适,但是这样做会导致围绕在颈神经根周围的血管静脉丛弥漫性出血,出血会迅速聚集在管状牵开器内从而阻碍视野。使用内镜则可以减少患者坐位手术时出血多,术者的操作不舒适的问题。因此,利用内镜实施颈椎椎间孔切开术要优于显微镜。在腰椎管狭窄减压术中同样如此。

因此,MISS 技术发展方向之一就是使内镜 MISS 技术更容易被外科医生所接受。这就需要开发出使用方便,能提供三维视野的照相机。这种相机可适应管状牵开器的限制,为术者留出足够的空间进行手术操作。而且它必须具有可调节性,适合多种类型的牵开器,同时可以变焦,调整焦距。

那么对于更为复杂的手术,如椎体切除术、侧弯矫正术及硬膜内病变切除效果如何呢?随着手术复杂程度的提高,相应的对于手术器械及术者的操作水平要求应随之提高。但不幸的是,虽然手术的复杂程度提高了,但仪器设备的可适用性却降低了。为什么要利用 MISS 实施复杂手术呢?最为明显的一点就是如果能利用MISS技术替代开放手术,那么开放手术要做的切口越大,改为 MISS 手术后,患者从中受益越多。为了能够实施这些复杂的手术,手术仪器设备就需要根据特定的要求改进。例如,目前的管状牵开器只是能够基本满足需要,但还未达到充足的程度。这些牵开器可满足腰椎手术的需要。因为在腰椎,肌肉走行基本与脊柱方向一致。而在颈椎,由于颈后部解剖结构更为复杂,这些牵开器就不能满足需求了。对于椎体切除术,要求使用的钻更细更长。而且保护性的套筒需要适应每个钻头的设计要求,以便能在有限的视野内保护周围组织;手术器械要能通过管道,产生如同在显微镜下操作的效果;手术器械要易于缝合硬膜。最后,对大多数的重建手术,如脊柱侧弯矫正,去旋转、加压、撑开及原位弯棒器械均需要得到发展。

二、图像监测

要想真正使微创手术发展成为所有外科医生均能采用的技术，其中一个关键环节就是要有操作简便、能够被人接受、稳定可靠的图像监测系统。了解脊柱三维结构，熟悉周围软组织结构对于安全实施 MISS 是非常关键的。但是，从二维透视图像向三维立体图像的转变对于每一个外科医生来说都不是一件容易的事。目前术中CT 技术已得到长足的发展。在整个图像监测期间，尽管目前系统的可靠性已得到明显的提高，但仍存在需要固定、缺乏可移动性、过程中需要使用相应的架子等不足。要使图像监测能够帮助外科医生，还需要改进的方面包括①可广泛使用的监测器械的改进，使之可真实反映整个手术操作过程中所需要的基本操作器械；②图像技术方面，在相机与图像呈现之间不需依赖"视线"图像；③减少笨重的设备（例如 O-臂，Breakaway Imaging，Littelton，MA）；④更加省时的操作方法。

多数人考虑采用微创脊柱手术是由于以往手术使术者暴露在辐射中的时间过多。基于 CT 图像的图像监测可以减少暴露在辐射中的时间，因此使外科医生更易接受。尽管在经椎间孔腰椎融合术(TLIF)中，特定的手术分项统计未发现明显的差异，但是 Kim 等人最近的研究报告表明，术中利用导航透视与常规的透视相比，术者暴露在辐射中的时间从 147s 减少到 57s。同样，Gebhard 等人报道，利用 CT 图像监测，术者暴露时间从 177s 减少到 75s。如果真如前面已经讨论过的那样，图像监测在简便性及可靠性上得到提高的话，那么单就减少辐射暴露时间一点就可能导致图像监测技术向基于 CT 引导的图像监测方向转变。

三、培训

最后，培训可能是促进 MISS 成为脊柱外科主流技术的关键。通常一项新技术得到广泛的接受往往需要 1~2 代人的努力。MISS 技术同样如此。一方面这是必须学习的结果，另一方面也受到大学生及研究生基础培训的影响。

以内镜 MISS 为例，学习这项技术非常具有挑战性，因为它需要学习者同时掌握多种技术。首先，必须熟悉一整套完全陌生的器械及牵开器。正如每一个外科医生所知道的，真正熟练使用新器械需要花费一定的时间。第二，在二维视野内手眼配合进行手术对于学习者来说具有挑战性。第三，学习在相对有限的管道内，各个器械相互平行操作是一件困难的事。在这种情况下，器械之间往往相互碰撞，脱离视野范围，从而导致操作者很难明白为什么器械不能按照自己的意图工作。学习在这种条件下进行止血会非常困难，学习者很容易产生挫败感。最后，一旦出现诸如缝合硬膜等操作,操作空间更为有限,操作更为困难。正是因为上述原因导致多数经验丰富的外科医生不愿意使用 MISS 技术替代他们原来的常规手术操作。

　　MISS 技术的接受也会受到大学生及研究生基础培训的影响。住院医师如果在一个 MISS 技术已被广泛使用的环境中学习,接受起来更为容易。正如脊柱手术器械在过去 25~30 年间被广泛接受的情况一样,随着越来越多的医务人员掌握 MISS 技术,最终会导致这项技术成为一个标准的手术操作。考虑到这项技术的接受率,那些处于职业生涯末期的医生可能不需要掌握这一技术。而对于那些在做住院医生期间没有进行过 MISS 技术培训,且还需要工作很多年的医生,则需要学习这一技术。由于这种手术不是那种利用业余时间就能充分学习领会的,因此如何培训这些医生是个问题。

　　目前推荐的培训方法包括一系列的培训过程。首先,需要学习者参加更多的课程来了解 MISS 技术的适应证、禁忌证及其理论与基本技术。第二,在泡沫模型及尸体上进行实际操作。第三,需要学习者观摩大量的有经验医生的手术操作。最后,对于经验较少的 MISS 医生,合理的做法是在独立进行手术操作之前先要在有经验的医生指导下进行一些简单操作。由于很少有机构可以真正提供这种机会,因此最后这一点对于学习者来说是个很大的难题。

四、费用与疗效

　　当然,MISS 技术的发展也提出了其他一些问题。在讨论提高仪器设备及图像监测技术必要性时, 要考虑的一点是额外的花费是否值得。需要特别指出的是CT监测设备是非常昂贵的。如同利用 BMP-2 增加骨融合率那样,新的牵开器及手术器械同样会增加手术成本。尽管这些成本可能会通过患者住院时间缩短,医疗资源利用减少,患者获得更高的融合率,更早恢复工作等方面被部分或者完全抵消,但是目前还没有确切的证据。要使 MISS 技术成为主流,其手术效果就要等同于或者优于开放手术。而且,手术花费也不能太多。随着今后几年该项技术变得越来越普及,其花费及相对应的手术效果将会被分析。如果这些手术能够获得与开放手术相似或者更好的手术效果,而手术花费与开放手术相同或者更少,那么MISS 将会取代开放手术。如果不能达到这些要求,MISS 将不会得到应用。

五、结论

　　总之,微创脊柱外科手术的短期优势是非常明显的。关于其长期优势的资料目前也正在逐步总结中。因此,MISS 技术在今后将会成为一项即使不是最普遍,也是常见的脊柱外科手术技术。但要达到这一点,需要在手术器械、图像监测手段及人员培训方面得到改进。而且,严格评价这些手术的临床效果与其实际花费之间的关系将会对这些手术的被接受程度产生重要影响。

(刘越 译　叶伟胜 李世民 校)

参考文献

1. Fessler RG, Khoo LT. Minimally invasive cervical microendoscopic foraminotomy: an initial clinical experience. Neurosurgery 2002;51(5, Suppl):S37–S45

2. O'Toole JE, Sheikh H, Eichholz KM, Fessler RG, Perez-Cruet MJ. Endoscopic posterior cervical foraminotomy and discectomy. Neurosurg Clin N Am 2006;17:411–422

3. Khoo LT, Palmer S, Laich DT, Fessler RG. Minimally invasive percutaneous posterior lumbar interbody fusion. Neurosurgery 2002;51(5, Suppl):S166–S181

4. O'Toole JE, Eichholz KM, Fessler RG. Surgical site infection rates after minimally invasive spinal surgery. J Neurosurg Spine 2009;11:471–476

5. Eichholz KM, O'Toole JE, Fessler RG. Thoracic microendoscopic discectomy. Neurosurg Clin N Am 2006;17:441–446

6. Huang TJ, Hsu RW, Li YY, Cheng CC. Less systemic cytokine response in patients following microendoscopic versus open lumbar discectomy. J Orthop Res 2005;23:406–411

7. Rosen DS, O'Toole JE, Eichholz KM, et al. Minimally invasive lumbar spinal decompression in the elderly: outcomes of 50 patients aged 75 years and older. Neurosurgery 2007;60:503–509

8. Christie SD, Kiberd MB, Song JK, Abraham E, Hrubes M, Fessler RG. Open vs MAST lumbar interbody fusion. Journal of Minimally Invasive Surgery, Submitted

9. Bresnahan L, Fessler RG, Natarajan RN. Evaluation of change in muscle activity as a result of posterior lumbar spine surgery using a dynamic modeling. Spine 2010;35(1b):E761–767

10. Bresnahan L, Ogden AT, Natarajan RN, Fessler RG. A biomechanical evaluation of graded posterior element removal for treatment of lumbar stenosis: comparison of a minimally invasive approach with two standard laminectomy techniques. Spine (Phila Pa 1976) 2009;34:17–23

11. Kim CW, Lee YP, Taylor W, Oygar A, Kim WK. Use of navigation-assisted fluoroscopy to decrease radiation exposure during minimally invasive spine surgery. Spine J 2008;8:584–590

12. Gebhard FT, Kraus MD, Schneider E, Liener UC, Kinzl L, Arand M. Does computer-assisted spine surgery reduce intraoperative radiation doses? Spine (Phila Pa 1976) 2006;31:2024–2027

索引